老年人健康信息行为
与信息服务研究

彭 骏 / 著

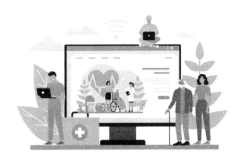

LAONIANREN

JIANKANG XINXI XINGWEI

YU XINXI FUWU

YANJIU

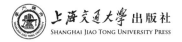

上海交通大学出版社
SHANGHAI JIAO TONG UNIVERSITY PRESS

内容提要

本书从理论研究入手,利用文献回顾健康信息行为研究的产生和发展,分析了各个时期健康信息行为和健康信息服务研究的目的、特点、研究方法和主要理论贡献,系统地展示了健康信息行为及信息服务研究的历史沿革和发展脉络,对健康信息行为及信息服务研究的现状进行了分析和评述。本书在综合前人理论研究的基础上,构建了一种用于本文研究的老年人健康信息行为模型,在全国各个省市开展了老年人健康信息行为问卷调查和半结构化访谈,分析老年人健康信息服务的需求和特征,阐述了健康信息服务5个方面的内容,对老年人健康信息服务的6类主体进行比较和研究,最后从法律角度对规范健康信息的隐私保护进行了探讨,提出了相应的对策。

图书在版编目(CIP)数据

老年人健康信息行为与信息服务研究 / 彭骏著. —上海:上海交通大学出版社,2021
ISBN 978 - 7 - 313 - 24766 - 7

Ⅰ.①老…　Ⅱ.①彭…　Ⅲ.①老年人-健康状况-信息管理-研究-中国　Ⅳ.①R199.2

中国版本图书馆 CIP 数据核字(2021)第 038119 号

老年人健康信息行为与信息服务研究
LAONIANREN JIANKANG XINXI XINGWEI YU XINXI FUWU YANJIU

著　　者:彭　骏
出版发行:上海交通大学出版社　　　　　地　　址:上海市番禺路 951 号
邮政编码:200030　　　　　　　　　　　电　　话:021 - 64071208
印　　制:上海新艺印刷有限公司　　　　经　　销:全国新华书店
开　　本:710mm×1000mm　1/16　　　印　　张:10
字　　数:184 千字
版　　次:2021 年 4 月第 1 版　　　　　印　　次:2021 年 4 月第 1 次印刷
书　　号:ISBN 978 - 7 - 313 - 24766 - 7
定　　价:68.00 元

序 言

　　彭骏博士在读博期间专攻信息行为的研究，在国内外做了大量文献研究与实地采访，在此基础上写出了一份很有质量的博士论文。这次他将重点聚焦老年人，为了获得更多一手数据，在全国各地进行了广泛的调查研究，在六千多份有效样本及有针对性的个别采访的基础上，又完成了这本新的学术专著。

　　老年人健康信息行为与信息服务的选题很好，是图书情报与医疗健康的一个交叉领域。我国已进入老龄化社会，如何让老年人通过信息改善生活，让公共服务机构有针对性地提供适应老年人需要的服务，是摆在我们面前的一个重要课题。

　　第一，本书填补了老年人健康信息行为系统性研究的空白，虽然针对不同主体的信息行为研究已经有了一些研究成果，但是专门针对老年人健康信息行为的研究还不多见。本书提出了老年人健康信息行为专用模型，首次将"三角测量法"引入老年人健康信息行为研究领域，对健康信息服务的内容进行了讨论，对健康信息服务的 6 类主体进行了深入的比较和分析，这对于拓展老年人健康信息行为领域的研究是很有价值的探索。

　　第二，本书开阔了信息服务参与老年友好型社会构建的思路。在构建老年友好型社会的进程中，信息服务也是不可缺少的重要方面。在老年人的各种生活需求中，信息是最能影响生活质量的资源之一，同时这方面的社会资源也需要充分调动起来，无论是政府还是社会服务机构都应该承担起这方面的责任。本书不仅提出了老年人信息服务的具体建议,而且也为全社会如何参与和支持老年友好型社会的建设提供了有意义的启示和思路。

第三,本书为老年人通过阅读强身健心提供了指南。阅读有助于增强生命的韧性,老年人更是如此。与年轻人相比,老年人独居独处的时间更多,而信息是陪伴他们的最好的资源之一。如何将这一潜在的资源发掘出来,将老年人获取信息、享受阅读的欲望激发出来,本书在这方面给了我们很多启发和灵感。

相信本书不仅是一本研究性的著作,它对从事老年人服务的政府部门、社会机构以及老年人群体来说都是一本值得一读的参考书。

中国图书学会副理事长

中国图书馆学会学术研究委员会主任

澳门大学图书馆馆长

前　言

　　随着人类社会的不断进步以及经济和科技的迅速发展,人们对健康的要求越来越高。2016 年我国正式发布了《"健康中国 2030"规划纲要》,这说明我国政府越来越重视公民的身心健康。大量研究表明居民的健康信息行为与身体健康状况密切相关,公众对健康信息的需求、获取和利用等行为与日俱增,提升公众的健康信息行为效率也势在必行,而健康信息行为研究也日益成为学术界研究的热点。在网络和数字技术迅速发展的今天,在老龄化社会加速来临的时代背景下,探讨健康信息行为和健康信息服务对人类社会健康的影响具有重要意义。本研究以健康信息行为为主线,通过对老年人健康信息行为的广泛调研,分析老年人的健康信息行为特征,探讨健康信息服务在改善老年人健康信息行为上的功能与作用,并对我国健康信息服务主体的管理与服务提出建议。

　　本研究从理论研究入手,利用文献回顾健康信息行为研究的产生和发展,分析了各个时期健康信息行为和健康信息服务研究的目的、特点、研究方法和主要理论贡献,系统地展示了健康信息行为及信息服务研究的历史沿革和发展脉络,对健康信息行为及信息服务研究的现状进行了分析和评述。本研究在综合前人理论研究的基础上,构建了一种用于本研究的老年人健康信息行为模型,为本研究的展开奠定了坚实的理论基础。

　　本研究在全国各个省市开展了老年人健康信息行为调查,收集研究数据。首先利用随机抽样问卷的 6 001 个有效样本,统计分析了老年人健康信息行为的特点;其次采用质性研究的方法,通过半结构化访谈收集了 65 位受访者的健康信息行为情况,分析了老年人健康信息服务的需求和特征。

　　对于老年人健康信息服务的内容,本研究从健康信息资源服务、健康信息素养培训服务、健康信息咨询服务、健康数据服务、健康信息平台/管理服务等 5 个方面进行了阐述。

　　在调查研究的基础上,本研究对老年人健康信息服务的 6 类主体进行比较和研究,分别描述了每类主体开展健康信息服务的现状与特点。研究认为老年人健康信息服务的主体有政府、医院、图书馆、商业机构、非营利组织和个人。研究发现:政府应该发挥主导作用,改善健康及医疗环境,加大健康信息供给,规范健康信息生成与传播,加强健康信息服务监管,强化健康信息服务的领导、组织和管理;医院特别是社区医院和全科医生要在健康信息服务方面发挥更大的基础作用,克服人员缺乏的困境,主动上门,为老年人提供专业、及时和准确的健康信息服务;图书馆要提高健康信息服务的意识,在健康信息资源提供、健康信息评价和健康信息素养培训上发挥优势;商业机构是健康信息服务市场化的重要组成部分,要提高老年人健康信息服务的科学性、便利性和价格合理性,提升健康信息服务网站和医疗健康类 APP 的质量;非营利性组织要发挥自身优势,在健康信息教育与科普、健康信息资源合作与共享、健康信息服务经费开拓、培训健康信息服务人才、开展志愿者服务和健康信息评价上多做贡献;个人通过自媒体提供健康信息服务是各类服务主体的有益补充,可以发挥大众化、多样性、传播快的优势。

最后本文从法律角度对规范健康信息的隐私保护进行了探讨,提出了相应的对策。希望能为老年人健康信息行为与服务的研究提供一些切实的数据和理论依据。

目 录

1

绪　论

1.1　老年人健康信息行为与服务的研究背景

2020 年 2 月,国家统计局发布了最新老年人口统计数据:截至 2019 年底,我国 60 周岁及以上人口为 2.538 8 亿人,占总人口的 18.1%[1]。2016 年中共中央、国务院印发的《"健康中国 2030"规划纲要》提出,到 2030 年,我国主要健康指标进入高收入国家行列,人均预期寿命较目前再增加约 3 岁,达到 79 岁[2]。这些数据都说明我国已经成为世界上人口老龄化规模最大、发展速度最快的国家,老龄化问题成为我国政府必须要面对的重大课题。

由于老年人面临身体功能退化、收入水平下降、社会角色改变等多方面的问题,他们身心健康出现问题的比例较高[3],因此老年人有更多的健康需求。除了专业的医疗服务以外,老年人也需要在自身健康问题上采取更加积极的态度和行动[4-6]。而社会与技术的进步使得公众越来越多地关注自身健康状况,健康信息的获取成为经常性行为。研究指出,高效的健康信息行为是促进健康、调节心理的关键应对策略[7]。

与此同时,社会信息环境正逐渐向开放化、网络化和数字化方向发展。截至 2019 年 6 月,我国网民数量达到 8.54 亿人,其中使用手机上网的人群占比为 99.1%。移动终端已成为网民主要的上网方式。从使用人群上看,50 岁以上网民数量达到 1.161 44 亿人,占全部网民的 13.6%,老年人群上网数量及比例正在逐年迅速增加[8]。互联网成为当今社会最重要的信息载体,各种信息在网络上广泛传播,深刻地改变着人们搜集信息、获取信息和使用信息的行为和方式。人们对信息的敏感度、发现和利用信息的能力都在不断提高,用户、信息以及信息机构之间的相互作用关系更为复杂,用户的信息行为呈现出许多新的特征。可以说网络的普及使得老年人所依存的健康信息环境发生了深刻的变化,老年人的健康信息需求和健康信息行为模式也发生了显著的变化。2011 年,美国皮尤(Pew)调查显示,80%的网络用户会使用因特网(Internet)搜寻健康信息[9]。随着互联网的普及,人们更希望、也更容易获得专业和具体的健康信息[10]。新的实践和研究也鼓励人们在知情的前提下参与健康决策[11-12],普通人群在是否治疗、如何治疗等方面有了更大的自主权,也进一步增加了健康信息的获取需要。但是,随着获取和拥有的健康信息资源不断增加,老年人也面临着因"信息超载"所带来的"信息焦虑",老年人对健康信息服务提出了新的要求。在这一背景条件下,医疗卫生机构与信息服务机构如何为社会提供更有针对性的健康信息服务,也成为新的服务增长点和必须要承担的任务。

1.2 老年人健康信息行为与服务的研究目的及意义

本课题研究的是面对老龄化社会,公共行政部门和信息服务机构如何融入开放的数字信息环境和个人健康信息行为中,为提高社会公众的健康水平提供科学决策依据,为老年人群提供相应的健康信息和服务支持。研究健康信息需求与行为的目的是提高社会人群的健康水平。研究过程要以人群健康信息需求为导向,立足于当下的健康信息资源环境,在分析健康信息行为的基础上,提供能基本满足老年人健康信息需求和适应个性化健康信息行为特点的健康信息服务,探索个性化的、有效的健康信息管理和保护机制。这一研究将为政府及卫生部门的决策提供参考,提高个人健康信息行为效率,方便健康信息的共享和交流,具有非常重要的理论与现实意义。

1.2.1 理论意义

从老年人健康信息需求的视角出发,指导老年人健康信息行为,探讨医疗机构及信息服务机构在老年人健康信息服务中的定位和作用,对完善和发展健康信息行为的理论体系有重要的指导意义。

探索社会卫生组织和信息服务机构如何紧密合作,以适应老龄化社会需要,融入开放的数字信息环境,组织健康信息资源,开展健康信息素养教育,提供个性化的健康信息服务,对丰富健康信息服务的理论研究有重要的指导意义。

1.2.2 实践意义

宏观上,为政府及有关部门提供决策依据,满足老年人的健康信息需求。尝试构建一个以政府部门、医疗机构、图书馆、商业机构、非营利组织和个人联动的健康信息服务主体,集成融会互联网各类与健康相关的资源和服务,为社会人群提供健康信息的共享、交流和合作。

微观上,为信息服务机构提供一个新的服务角度和思路。健康信息服务机构了解和掌握人群健康信息需求及信息行为模式,研究如何顺应网络环境,构建适应老年人群健康信息行为特点的健康信息资源与健康信息服务体系,使全社会健康水平不断提高,是目前及将来迫切需要研究的课题,同时也是健康信息服务业的重大契机。

就个人而言,面对不断增加的健康信息需求和复杂的、多渠道的、海量的健康信息资源,通过对自身健康信息需求和行为规律的了解,利用健康信息服务平台,对个人健康信息加以有效地组织和管理,对提升自己的健康信息行为效率和提高个人健康水平必将大有裨益。

1.3 老年人健康信息行为与服务相关核心概念的界定

本文主要内容是老年人健康信息行为及信息服务的研究,涉及老年人、健康信息行为、健康信息服务等相关概念,对上述核心概念的界定,将使本文对课题的研究角度有一个准确的定位,下面对其进行解释说明。

1.3.1 老年人

根据世界卫生组织的定义,60 岁以上的人口称为老年人[13]。按照《中华人民共和国老年人权益保障法》的界定,老年人是指 60 周岁以上的公民[14]。

在本研究中,将 60 岁以上人群定义为老年人。但考虑到 50 岁以上人群的身体功能开始下降,健康问题增多,同时在实际工作中,美国公共图书馆为了积极应对老龄化,对年长者用户群的年龄已下移至"50＋"[15],因此本研究将 50～59 岁人群定义为准老年人,并作为潜在的健康信息服务老年用户,与老年人进行合并及对比研究。

1.3.2 信息行为

信息行为(information behavior)是在 20 世纪 90 年代合成的概念,其根源可以追溯到 20 世纪 60 年代的"信息需求和使用"概念[16]。目前对于"信息行为"的概念,国内外有不同的解释,影响较大的观点主要有[17]:

(1) 胡昌平和乔欢对信息行为的定义是"行为主体为满足特定信息需求而查询和使用信息的行为",是"人类所特有的行为",是主体在外部作用刺激下表现出的获取、查询、交流、传播、吸收、加工和利用信息的行为[18]。

(2) 美国学者 Cole 给出的定义,则认为"信息行为是指对信息进行分析和归类的行为"[19]。

（3）而另一位美国学者 Spink 认为信息使用行为是指"吸收信息到现有知识基础的行为,包括信息交换和信息组织行为"[20]。

（4）Wilson 对人类信息行为的定义包括四个层面[21]:"信息行为(information behavior)是建立在信息资源和信息渠道基础上,主动和被动地寻求和利用信息的人类行为总和;信息寻求行为(information seeking behavior)是有目的地去寻求能够满足目标需要的信息;信息检索行为(information searching behavior)是微观层面上发生在研究者和各种信息系统的相互作用;信息使用行为(information using behavior)是把信息纳入人的现有知识基础所涉及的心理行为。"

Wilson 的这一组定义,打破了长期以来信息行为作为广义"用户研究"的子概念的情况,有利于更好地对信息需求和利用进行研究。在众多定义当中,美国学者 Wilson 的定义为更多学者所接受。

通过比较分析,本研究中采用 Wilson 的信息行为定义。

1.3.3 健康信息行为

健康信息行为(health information seeking behavior,HISB)是指个体在具体事件或情境中,针对健康信息的搜寻、获取、评价及利用的一系列行为[22]。在说明健康信息行为时,有必要将这一概念与健康信息素养加以对比和区别。2003 年,美国医学图书馆协会给出了健康信息素养(health information literacy)的定义[23]:健康信息素养是一系列能力的综合,包括健康信息需求意识,识别健康信息来源并使用它们获取相关信息,评价信息的质量,在具体情况下对信息进行利用、分析、理解并作出决策的能力。可以看出两者有相近之处,但前者强调行为,后者强调能力。

本研究认为健康信息行为是指主体从事的与健康信息相关的一系列行为活动,分为意识和行动两方面,即从对健康信息的认识到查询获取,进而对获取的健康信息进行评价利用,最终作出自我健康决策或传播健康信息的行为,包括健康信息需求、健康信息获取、健康信息评价、健康信息应用等四个方面。

1.3.4 健康信息服务

国内学者沈丽宁提出健康信息服务是指利用现代信息技术,通过对健康信息资源的获取来帮助人们更好地调节控制自身的健康问题[24]。而这里的健康信息资源一般是指与人类健康相关的任何形式的信息,具体包含医疗、康复、预防、保健、健康饮食、健康素养和健康政策等方面的信息[25]。

本研究认为健康信息服务就是向健康信息服务对象,包括自然人、法人和机构组织等,提供和发布与健康或疾病相关的信息,通过健康信息资源的提供来帮助人们更好地解决健康信息需求,改善和控制自身的健康问题,进行健康相关问题的决策。

1.4　老年人健康信息行为与服务的研究方法

本研究旨在了解网络环境下老年人的健康信息行为及健康信息服务方式,选择合适的研究方法对研究顺利完成显得至关重要。如同学者 Malmsjo 所强调的"信息行为研究中应该采用多种研究方法"[26]。本课题将根据研究需要,综合使用多种研究方法,以三角测量法的原则完成研究目标,并期望在信息行为研究上取得一些方法学上的创新,具体采用的研究方法有:文献综合法、量化研究法、质性研究法和统计分析法。

(1)文献综合法:收集国内外关于老年人健康信息行为和信息服务研究的各类文献,并进行分析比较,掌握健康信息行为研究的理论发展脉络和实践研究现状,为本论文的研究提供理论基础和实践依据。

(2)量化研究法:问卷调查法是量化研究的一种常用方法,通过文献回顾、预调查,设计老年人健康信息行为问卷调查表,采用线下和线上相结合的方式,通过现场发放、微信、Email 等方式多渠道向目标人群发放调查问卷,最后采用专业统计软件进行统计学检验和回归分析。

(3)质性研究法:访谈是质性研究的一种重要方法,本研究将采用半结构化访谈来获得主观质性资料,帮助理解和分析老年人健康信息行为的特征及形成。

(4)统计分析法:在收集到相关数据之后,采用 SPSS 或 SAS 统计软件,用描述性统计、方差分析和回归分析等统计方法进行分析。

1.4.1　量化研究法

量化研究法,又称定量研究法,是指通过统计、数学和计算技术等方法来对社会现象进行系统性的实证调查[27]。研究人员会针对一个特定的问题,收集相关数据来开展研究。定量研究方法分为获得数据、数据预分、数据分析和分析报告四个阶段[28]。量化数据会以统计图表或百分比等数字形式呈现。

量化研究是以实证主义为基础的研究类型,是自然科学和社会科学共同遵循的研究方法和原则。量化研究的对象是一般性的群体,而非特殊性的个体,就像本研究中的老年人群体。量化研究致力于探求心理、行为的普遍模式和一般规律。本课题研究的信息行为规律符合量化研究的要求。在量化研究中,研究者与研究对象之间是主客二元关系,客观的研究需要做到:消除调查者的偏见,排除研究立场以及情境的干扰,研究结果的可验证性。从研究方法上看,量化研究通过规范研究对象,提出研究假设,使用调查、实验等方法验证假设。假设的真实性取决于客观事实的验证,不能验证的假设视为虚假。量化研究法强调选用大量样本,严格地数量化观察,谨慎地控制实验变量,用统计方法分析样本平均数和变量间关系。

量化研究资料的搜集途径主要是调查法和实验法,本研究采用的是调查法。在调查法中,通过选取具有代表性样本的量化数据,用以检验假设或理论。大多的调查研究采用"相关"或"横向"的研究设计,亦即在同一个时间点里,搜集不同对象的资料,以探求变量之间的关联情形。

定量研究通常采用高度结构化的问卷调查作为数据收集方法。通过结构化的问题与预先确定的答案,以获得标准化的反应。此外,调查问卷的有效性在很大程度上取决于问题的清晰度,不清楚的问题很容易引起错误的反应。另外,定量分析方法对于研究者进行广度的研究可以很有效,受访者的人数需要达到一定的数量要求。

1.4.2　质性研究法

质性研究,又称为定性研究,是社会科学领域常用的研究方法。质性研究者的目的是更深入地了解人类行为及其理由。相对于量化研究,质性研究专注于更小但更集中的样本,产生关于特定研究个案的信息或知识[29]。

质性研究是一种将观察者置于现实世界之中的情景性活动。它由一系列解释性的、使世界可感知的身体实践活动所构成。这些活动将世界转变成一系列的陈述,包括实地笔记、访问、谈话、照片、记录和自我的备忘录[30]。

Manion 和 Cohen 提出了质性研究的六个假设[31]:①质性研究主要关注过程,而不是成果或产品。②质性研究的兴趣在于人们如何使自己的生命、经验和他们对世界的结构感有意义。③质性研究人员是数据收集和分析的主要工具。数据通过人工而不是通过问卷调查或机器调节。④质性研究涉及实地考察。研究员身体力行去访问人、网站或机构,以观察和记录其天然环境中的行为。⑤研究者感兴趣的是质性研究的过程、意义和通过文字或图片获得的理解。⑥质性研究的过程中,研究人员从细节中进行概念抽象和理论归纳。

质性研究是一种横跨人文科学、社会科学以及自然科学的跨学科研究方法,使用质性研究法可以克服采用任何单一方法所带来的不足[32]。

1.4.3 三角测量法

本文采用了三角测量法(triangulation)的多元性研究策略,即通过将量的研究与质的研究相结合,以取得对所研究问题的全面深入的了解。三角测量法是指一种综合使用不同的研究理论、研究方法、研究资料和研究人员来对某一个特定问题进行分析研究的策略[33]。在量的研究领域,三角测量法指的是通过采用不同的方法来测量同一研究对象,以检验测量工具的效度。在质的研究领域,三角测量法更重要的作用是通过采用多元研究手段来拓宽研究视野,提高研究与分析的深度、广度以及维度[34]。

Denzin 将三角测量法划分为四种[35]。

(1) 研究资料的多元结合:指结合使用来自不同渠道,在不同的时间、空间,针对不同调查对象所收集的资料。这类似于 Glaser 和 Strauss 所提出的"理论抽样"[36]。

(2) 研究者的多元结合:指结合使用多个研究者来观察和分析同一个(组)研究对象,以避免单个研究者对研究的单方面观察和理解,从而保证研究有更高的信度。

(3) 研究理论的多元结合:指从不同的研究假设、观察角度和分析理论出发来观察和解释所研究的社会现象。可采用以下六个步骤来结合多元的研究理论:一是收集各种有可能用来解释所研究现象的理论;二是开展实证调查,收集所需的数据和资料;三是将上述相关理论用来解释调查资料;四是将不能用来解释所获得资料的研究理论筛选出去;五是将能用来解释所获得资料的各种理论组成一个解释理论框架;六是针对所研究和解释的现象,将上述解释理论框架融合为一个系统性解释理论[37]。本研究讨论健康信息行为和服务,正是既有的多个理论研究成果的多元结合。

(4) 研究方法的多元结合:指结合使用不同的研究方法。该方法可以分为两种子类型:一是方法内的结合,采用同一类研究方法的不同测量量度来测量同一个问题,二是方法间的结合,指结合不同的研究方法来研究同一个问题。本文采用的半结构化访谈和标准化调查问卷结合的方法,是定量研究和定性研究方法间的相互结合。

关于质的研究和量的研究的结合模式分为六大类[33],即探索式、推广式、深入式、交叉式、并列式和多元式结合模式。本文应用的是深入式结合模式,即在大样本范围内进行量的研究,并分析量的研究的调查结果。然后在分析结果的基础上,有针对性地选出典型的案例进行个案研究或小样本访谈,以取得对量的结果的深入理解和解释。

从如何结合质的研究和量的研究各自得出的调查结果而言,一般分为趋同结果、互补结果和互异结果的结合模式。本文属于互补结果,质的研究结果是对量的研究结果的补充和深化,以获得对研究问题更加全面的认识。

三角测量法的优势体现为以下五个方面:一是可以综合平衡单一研究方法的优缺点,能减少测量或观察中可能出现的误差;二是结合多元的理论和资料,可以取得对研究问题更加详尽的认识;三是主张从多角度观察问题,更有可能获得对研究问题的整体性了解;四是有助于解决量的研究和质的研究分别在发展研究假设和验证研究假设方面的弱点,实现整体性的社会科学研究;五是更能满足社会现象复杂多面性对社会研究方法所提出的要求[33]。

综上所述,与单一的研究方法相比,三角测量法具有更大的认知潜力,有助于研究者克服单一研究方法的内在缺陷,提高分析的广度、深度以及维度。在信息行为研究中,将会进一步得到国内外学者的关注和使用[38]。

1.4.4　统计分析法

调查所得的原始资料经过审核、整理与汇总后,还需要进行系统的统计分析,才能揭示出调查资料所包含的众多信息,从而得出调查的结论,因而统计分析是现代社会调查方法中十分重要的部分。统计分析方法的内容可以根据变量的多少划分为单变量分析、双变量分析和多变量分析。

单变量统计分析可以分为两个方面,即资料的描述统计和推论统计[39]。描述统计的主要目的在于用简单的概括形式反映出大量数据资料所容纳的基本信息。它的基本方法包括数据的频数分布、集中趋势、离散趋势分析等。

推论统计是采用样本统计量对相应总体参数所作的非确定性的推测,主要包括参数估计和假设检验[40]等。参数估计包括点估计和区间估计。区间估计通过从总体中抽取的样本,在一定的可信度(置信度)下,构造出适当的区间,以作为总体的分布参数(或参数的函数)的真值所在范围的估计。假设检验,又称显著性检验,实际上就是先对总体的某一参数作出假设,然后用样本的统计量去进行验证,以决定假设是否为总体所接受。常用的假设检验方法有 t 检验、方差分析、χ^2 检验(卡方检验)和非参数检验。

两变量间的关系可分为相关关系与因果关系两种[40]。相关关系是指当其中一个变量发生变化时,另一个变量也随之发生变化。统计分析中可以判定两个变量之间具有正相关或负相关关系,还可以测量变量之间相关关系的强度。但需要指出的是,为了保证从样本中得出的结果具有统计意义,保证样本中所体现的变量间关系也反映了总体的情况,必须对它们进行 χ^2 检验。两变量之间的因果关系,指的是当其中一个变量变化时会引起或导致另一个变量也随之发生变化;但反过来,当后一变量变化时,却不会引起前一变量的变化。对于因果关系的分析可以采用回归分析(regression analysis)对未知的情况进行估计和预测。为了便于分析变量间的关系,一般是采用相对频数即百分比的形式列出交互分类表。

本研究将开展单变量、多变量的统计分析。同时作为抽样调查,也会用到方差分析、χ^2 检验和回归分析等相关统计分析方法。

1.5　老年人健康信息行为与服务的研究设计

科学研究所选择的方法,很大程度上取决于研究课题的性质和预期的研究发现。本研究建立在对老年人健康信息行为进行深入探讨和研究的背景下,以特定人群的实证调查来设计研究,期望获得老年人群健康信息行为活动的规律,分析其特征和实质,以及它是如何被影响和服务的。

本研究通过对量化、质性、统计等研究方法的讨论,最终以三角测量法的方式综合采用多种方法,以有效地解决本项研究中提出的研究问题。但这些方法绝不是所有适用方法的简单罗列,而是选择了非常适合本次研究的务实做法。

1.5.1　研究假设

根据信息行为理论的主要观点与假设,本研究设定的研究假设为:

第一,老年人在网络环境下的健康信息行为会明显不同于在传统环境下的信息行为;第二,老年人健康信息行为受到老年人个体人口学、社会及经济特征的直接影响;第三,这些行为特征可能具有相应的心理与行为的机理,而其中健康信息服务具有重要的影响作用;第四,通过改进健康信息服务可以提高老年人健康信息行为的效率。

因此,本研究需要在描述统计的基础上,进行假设检验,通过假设检验,建立相关性,并且运用访谈方式,获得相关性可能的原因,最后进行未来研究的探讨。

1.5.2　研究数据获取

在确定了研究假设以后,如何收集客观、有效的研究数据是需要重点考虑的问题。由于本研究是基于调查研究的数据基础之上,所以选择合适的数据获取方法对于研究结果就至关重要了。

Sekaran 说:"因为几乎所有的数据收集方法都有一些偏差,从多种资源中通过多种方法收集数据能够产生严谨的研究[41]。"

因此本研究将综合采用量化研究方法中的问卷调查和质性研究方法中的半

结构访谈来收集数据。另外,为了使本研究深入和可靠,还会采用文献的研究和观察来补充研究数据。需要强调的是,为了保证受访者的权益,本研究的所有受访者都采用匿名的方式进行。所有的受访者采用知情同意的方式,问卷及访谈会被记录。如果受访者提出的问题涉及个人隐私,调查请求将被拒绝。

1) 问卷调查

问卷调查是信息行为研究中最为常用的方法。它的研究程序是首先根据研究目的设计出调查问卷,然后通过系统的样本抽取确定被调查对象,采取面访、邮寄或者网络调查等手段进行问卷的发放和回收,通过样本的统计分析对研究总体的整体现象和规律进行推论和认识[42]。

问卷调查经常与用户访谈相结合,从而达到定量研究和定性研究的统一。同时,问卷调查直接以用户作为研究对象,可以获取更为全面的用户信息。但是,调查问卷的设计、调查方式和时间的选择、调查对象的配合度和主观状态等因素对于问卷调查的有效性和科学性有较大影响。

2) 半结构化访谈

半结构化访谈是访谈(采访)的一种,也是本项研究中收集数据的一个重要的工具。半结构化访谈的做法是为受访者创建一个问题或子问题的清单用于讨论,包括提示受访者使用自己的话进行必要的和便于研究的回答和解释。半结构化访谈的优点是:在收集结构化的相应数据有优势,同时又保留了访谈的灵活性;数据收集是实时跟进、及时反馈的,采访可让受访者当面解释和澄清不清楚的问题[43];可以在很短的时间收集一些深入的细节信息;可以探讨因果关系,即了解受访者说话和做事的行为方式的原因[44];一个熟练的采访者可以跟进想法,探查反应和感情,相比于书面答复,正确的响应方式可以提供更多有价值的信息给研究者[45];允许研究者在采访时澄清问题或探索受访者新产生的其他问题[46];访谈过程还可以产生一些反应,访谈者记录下来,用在后续的数据分析上,可以探索更多的信息和细节[47]。

当然,半结构化访谈也存在一些不足[48],比如:采访的前期准备需要花费大量时间;采访过程也要花费较多的时间和金钱;实际采访时间过长,受访者可能会出现不愿意合作的情况;访谈内容需要快速准确记录;采访者和受访者之间面对面接触,也可能会影响受访者做出他认为采访者希望的回答和反应[49]。

本研究采用半结构化访谈,是为了收集足够的信息来显示老年人健康信息行为的状态,探索问卷调查中反映出的相关问题的原因。同时又要求老年人针对本研究关心的问题给予深入阐述。采访问题分为两部分。第一部分主要是与受访者个人信息有关的问题,比如年龄、学历、收入、所在省份等。采访的第二部分问题设计了健康信息获取与个人健康的关系、信息资源、健康信息知识、健康信息共享、健康信息获取障碍、信息技术、个人患病情况对老年人健康信息行为的影响、健康信息服务评价等问题。

3) 研究人群和取样

本研究的数据主要来源于问卷调查和半结构化访谈,因此研究人群和取样是本研究能否顺利完成的关键因素。正如 Manion 和 Cohen 指出[31],任何调查设计的第一步是定义正在考虑的人群。

对于问卷调查,通常情况下,样本量计算公式为 $n=t^2(P(1-P))\div\Delta^2$[50]。其中,$n$ 为样本容量;t 为标准误差的置信水平(置信度为 95% 时,$t=1.96$,置信度为 99% 时,$t=2.6$);Δ 为可接受的抽样误差范围(允许误差),通常情况下,误差在 7% 以内是可接受的。P 为总体的标准差,如果缺乏估计 P 的依据,通常情况下取 $P=0.5$ 使得 $P\times(1-P)$ 最大,如此设定的样本量最大。表 1-1 是 1%~7% 的允许误差和 95%、99% 两种置信水平下,简单随机抽样所需样本数。本次调查的目标是在 99% 的置信水平下,将误差率控制在 2% 以内,因此本研究问卷调查所要求的最小样本规模为 4 147 人,实际调查人数达到了 6 001 人。

表 1-1 简单随机抽样所需样本数[50]

允许误差	95% 置信水平	99% 置信水平
1%	9 604	16 589
2%	2 401	4 147
3%	1 067	1 849
4%	543	1 037
5%	384	663
6%	267	461
7%	196	339

为了实现这一目标,本研究先探索了现场发放调查问卷、邮寄调查问卷、通过 Email 发放调查问卷等方法。从结果来看,上述方式各有利弊,最终为了获得足够的样本量,本研究综合采用多种问卷调查方式。

对于访谈对象的选择,为充分保证访问样本的代表性,本研究采用分层随机抽样的方法,按照事先定义好的受访对象标准(年龄段、来源省份)去寻找合格受访者,完成相应人群的样本数量。

如同 Manion 和 Cohen 的建议[31],分层随机抽样分成同质群体的人口,每个组包含具有类似特点的多个样本,这样能保证研究目的的达成。

1.5.3 数据统计分析方法

对于问卷调查数据,研究采用 2 人分别整理、交叉核对、录入电脑软件(Excel 2007)的方式进行初步的数据整理和登记。但对于数据的信度和效度分析,以及样本特征对信息行为影响的判定,本研究则邀请了专业统计人员共同完成数据处理工作。

为了使本研究的访谈结果更加可靠和反映真实情况,课题组做了以下努力:

(1)所有访谈全程录音。每次采访前,都会检查录音笔状况,确保正常工作。同时使用录音笔和手机录音,做好备份。

(2)在访谈过程中,随时记下不明白的地方,向受访者询问,在记录观点时尽量使用原话,防止理解歧义。

(3)对不能理解和把握的地方,通过电话再行确认。

由于访谈对象数量不大,不需要进行统计检验,所有统计结果处理,由课题组自行完成,保证了数据处理的一致性。

1.5.4 信度和效度

信度和效度是研究者必须充分考虑的两个重要因素,才能确保正确的数据收集和准确的解释。为满足信度和效度的要求,可以采取以下措施:调查问卷和访谈提纲的意思保持前后一致,所提出的问题和记录在采访中要按照事先设定的顺序,以确保一致性;所有受访者回答同样的问题,以便通过差异性的回答来反映他们的实际差异,不一样的问题会收集到不一致的结果。本研究中的调查问卷就使用了测谎题作为对研究访谈结果不一致的预防措施,即对同一问题进行 2 次回答,如果答案不一致,则该份调查问卷为无效问卷。

本研究的结果和结论是基于课题组调查收集的数据,而且这些结果和结论也大多已被文献研究所证明。此外,为了最大限度地提高效度,我们在访谈结束时会请受访者进一步检查采访时所回答的问题。这样做可以使受访者确认本次采访准确地反映了他们的真实意图。

信度方面,在进行正式的实证调查之前,本研究分别在上海、武汉和贵阳进行了 3 次试点研究调查。从 3 次试点研究收到的反馈对增强本研究信度上是有价值的。

1.6 小结

本章首先介绍了本研究的背景,阐明了研究目的及意义。对老年人、信息行为、健康信息行为和健康信息服务等核心概念进行了界定。

其次，分别阐述了本研究所采用的量化研究法、质性研究法、三角测量法和统计分析法等研究方法。指出定量和定性研究是不同的研究方法，采用三角测量法这一多元性研究策略，能够取得对所研究问题的全面深入的了解。

再次，对本研究的数据分析方法也进行了介绍，即采用统计学方法进行数据分析。

最后，根据本研究课题的性质和选择的研究方法，完成了研究设计。即以问卷调查和半结构式访谈相结合的方式收集数据，利用统计学方法，分析结果、检查信度和效度。

参考文献

［１］ 国家统计局. 中华人民共和国 2019 年国民经济和社会发展统计公报［EB/OL］.（2020 - 02 - 28）［2020 - 04 - 20］. http://www. stats. gov. cn/tjsj/zxfb/202002/t20200228_1728913. html.

［２］ 中国政府网. 中共中央国务院印发《"健康中国 2030"规划纲要》［EB/OL］.（2016 - 10 - 25）［2019 - 09 - 20］. http://www. gov. cn/zhengce/2016-10/25/content_5124174. htm.

［３］ 程雪，蒙华庆，周建初. 老年人身心健康研究现状［J］. 重庆医学，2011，40(17)：1707 - 1708.

［４］ Bodenheimer T, Lorig K, Holman H, et al. Patient selfmanagement of chronic disease in primary care［J］. JAMA，2002，288(19)：2469 - 2475.

［５］ Newman S, Steed L, Mulligan K. Self-management interventions for chronic illness［J］. Lancet，2004，364(9444)：1523 - 1537.

［６］ Department of Health. The expert patient：a new approach to chronic disease management for the 21st century［EB/OL］.［2019 - 02 - 12］. https://webarchive. nationalarchives. gov. uk/20120504030313/http://www. dh. gov. uk/en/Publicationsandstatistics/Publications/Publications PolicyAndGuidance/DH_4006801.

［７］ Lambert S D, Loiselle C G. Health information - seeking behavior［J］. Qual Health Res，2007，17(8)：1006 - 1019.

［８］ 中国互联网络信息中心. 第 44 次《中国互联网络发展状况统计报告》［EB/OL］.（2019 - 08 - 30）［2019 - 09 - 20］. http://www. cnnic. net. cn/hlwfzyj/hlwxzbg/hlwtjbg/201908/P020190830356787490958. pdf.

［９］ Fox S. Pew Internet：Health［EB/OL］.［2019 - 12 - 20］. http://www. pewinternet. org/Commentary/2011/November/Pew-Internet-Health. aspx.

［10］ Xie B. Older adults' health information wants in the internet age：implications for patient-provider relationships［J］. J Health Commun，2009，14(6)：510 - 524.

［11］ 钱宗鸣，朱宁. 患者在医疗决策中的作用［J］. 医学与哲学：临床决策论坛版，2008，29(8)：3 - 5.

［12］Culver J O，MacDonald D J，Thornton A A，et al. Development and evaluation of a decision aid for BRCA carriers with breast cancer［J］. J Genet Couns，2011，20 (3)：294 - 307.

［13］世界卫生组织. 老龄化与健康［EB/OL］.［2019 - 11 - 3］. http://www. who. int/mediacentre/factsheets/fs404/zh/.

［14］中国司法部.中华人民共和国老年人权益保障法［EB/OL］.（2019 - 01 - 17）［2020 - 04 - 20］. http://www. moj. gov. cn/Department/content/2019-01/17/592_227062. html.

［15］谈大军.美国公共图书馆年长者健康信息服务调查与分析［J］.图书情报工作,2019,63 (6)：140 - 146.

［16］Case D O . Information behaviour［J］. Annu Rev Inform Sci Technol，2006,40：293 - 327.

［17］乔欢. 信息行为学［M］.北京：北京师范大学出版社,2010：10.

［18］胡昌平,乔欢. 信息服务与用户［M］.武汉：武汉大学出版社,2001：4.

［19］Cole C，BeheshtiJ，LeideJ E，et al. Interactive information retrieval：bringing the user to a selection state［M］//SpinkA，ColeC. New directions in cognitive information retrieval. Berlin：Springer Netherlands，2005：13 - 41.

［20］Spink A，Cole C. A human information behavior approach to a philosophy of information ［J］. Libr Trends，2004,52(3)：617 - 628.

［21］Wilson T D. Human information behavior［J］. Inf Sci，2000,3(2)：49 - 56.

［22］韩景倜,樊卫国,罗晓兰,等. 用户健康信息搜寻行为对健康行为影响的研究进展［J］.情报资料工作,2018(2)：48 - 55.

［23］孙伟伟.长沙市城市居民健康信息行为调查与对策研究［D］.长沙：中南大学,2013.

［24］沈丽宁.国外健康信息服务现状扫描及启示［J］.医学信息学杂志,2010,31(6)：38 - 40,51.

［25］Yi Y J. Health literacy and health information behavior of Florida public library users：a mixed methods study［J］. J Libr Inf Sci，2014,47(1)：17 - 29.

［26］Malmsjo A. Information seeking behaviour and development of information systems. A contextual view［EB/OL］.［2020 - 05 - 20］. http://citeseerx. ist. psu. edu/viewdoc/download;jsessionid＝229368A53AAD05DF5F228E3D08F2CC61? doi＝10. 1. 1. 33. 9211&rep＝rep1&type＝pdf.

［27］GivenL M. The SAGE encyclopedia of qualitative research methods［M］. Los Angeles：SAGE Publications，2008.

［28］维基百科. 定量研究［EB/OL］.［2019 - 01 - 05］. http://zh. wikipedia. org/wiki/定量研究.

［29］维基百科. 质性研究［EB/OL］.［2019 - 01 - 05］. http://zh. wikipedia. org/wiki/质性研究.

［30］ Morse J. Designing funded qualitative research［A］. Denzin N K，Lincoln Y S. Handbook of qualitative research［C］. London：Sage Publications，1994：298 - 302.

［31］Manion K，Cohen L. Research methods in social sciences［M］. London：Routledge &Falmer，2000：79.

［32］Patton M. Qualitative research and evaluation methods［M］. 3rd ed. London：SAGE Publications，2002：109 - 113.

［33］孙进.作为质的研究与量的研究相结合的"三角测量法"——国际研究回顾与综述［J］.南京社会科学,2006(10)：122 – 128.

［34］Flick U. An introduction to qualitative research ［M］. Thousand Oaks，London，New Delhi：SAGE Publications，1998：230.

［35］Denzin N K，Lincoln Y S. Introduction：The discipline and practice of qualitative research ［M］//Denzin N K，Lincoln Y S. Handbook of qualitative research. 2nd ed. London：SAGE Publications，2000：8.

［36］Glaser B G，Strauss A. The discovery of grounded theory ［M］. Chicago：Aldine，1967.

［37］沈晖.三角校正法的意义及其在社会研究中的应用［J］.华中师范大学学报：人文社会科学版,2010,49(4)：47 – 51.

［38］彭骏,惠朝阳.基于三角测量法的信息行为研究［J］.医学信息学杂志,2012,33(10)：45 – 49.

［39］胡良平,现代统计学与 SAS 应用［M］.北京：军事医学科学出版社,2000.

［40］孟晗. 概率论与数理统计［M］.上海：同济大学出版社,2010.

［41］Sekaran U. Research methods for business：a skill-building approach ［M］. New York：John Willey，1992：219.

［42］Hernon P，Schwartz C. Survey research：A time of introspection ［J］. Libr Inform Sci Res，2000,22(2)：117 – 121.

［43］Gorman G，Clayton P. Qualitative research for the information professional：a practical handbook ［M］. London：Library Association，1997.

［44］Seidman I. Interviewing as qualitative research：a guide for researchers in education and the social science ［M］. New York：Teachers College Press，1991：4.

［45］Bell J. Doing your research project ［M］. Philadelphia：Open University Press，1999.

［46］Moore N. How to do research the complete guide to designing and managing research projects ［M］. 3rd ed. London：Library Association Publishing，2000.

［47］Nachmias C，Nachmias D. Research methods in social sciences ［M］. 4th ed. London：Edward Arnold，1992.

［48］Robson C. Real world research a resource for social scientists and practitioner researcher ［M］. 2nd ed. Oxford：Blackwell，2002.

［49］Powell R. Resent trends in research：a methodological essay ［J］. Libr Inform Sci Res，1999,21(1)：91 – 119.

［50］风笑天. 现代社会调查方法［M］.3 版.武汉：华中科技大学出版社,2005：79.

2

老年人健康信息行为与服务的理论研究

关于健康信息行为与服务的相关研究呈现逐年增长的态势，研究内容日益广泛和深入。本研究全面、系统地检索并回顾了国内外相关的研究内容，主要涉及老年人特征分析、健康信息需求研究、健康信息行为研究、健康信息服务研究等。下面我们将从多个角度来分析老年人健康信息行为与服务相关理论研究情况。

2.1 老年人的特征分析

"老年人"是本课题研究的对象，要对老年人健康信息行为与服务状况进行研究，首先应对这一群体的特征进行了解。

社会建构主义理论认为，所有年龄的人的日常生活都建立在自己为之赋予的社会意义上。不存在对所有人来说都一样的"固定现实"[1]。当人们进入老年的时候，他们对于自己的现实世界的社会建构会有所改变。把孩子抚养成人后，老人安排活动的优先秩序可能会转变，原先排在第一位的"做好父母"转变为"做好伴侣"，或者是参加偏重有利于自身的活动。从这个意义上讲，老年人会对自身健康更为关注。

社会支持和隔离理论则指出，人到老年后，常常处于一种原有的社会联系逐渐减少，甚至与社会隔离的状态，后者对老年人的身心健康及生活质量均有着明确的不良作用[2]。

退休作为现代社会重要的制度之一，劳动者到达一定年龄后就会退休，同时享受国家的财政供养。而退休对老年人群的心理和社会生活会带来根本性的改变。老年人退休后的活动范围与工作时期相比大幅减少，其活动中心也由工作单位转变为家庭及小区，社会交往由以同事为主变为以家人、邻居为主，加上生理变化的影响，其心理需求也相应地发生变化。

综合以上分析,总体上老年人具有以下一些特征[3]:

老年人生理特征,随着年龄的增长,机体各组织结构和器官功能逐渐衰退,包括视力、听力、记忆力等认识能力下降,味觉、嗅觉迟钝,动作协调性降低,肌肉的萎缩,无法承受大幅度的剧烈运动。

老年人的心理特征表现在心理安全感下降,适应能力减弱,学习和理解一项新事物需要更长的时间,出现失落感、自卑感、孤独感和空虚感等,希望得到家庭、社会的关怀和认同。

老年人活动行为的特征表现为常处于一种固定的模式状态,老年人的朋友圈以邻居和老伙伴为主,活动地点多选择社区和公园等空间,活动空间整体上比较狭窄。

老年人的消费行为主要有以下特征:一是老年人在消费中具有较为谨慎、成熟和理性的消费特征,追求实用便捷;二是老年人会慢慢形成固定购买某类产品的习惯;三是老年人往往会产生从众性的消费心理和非理性的消费行为;四是老年人购买产品时对价格比较敏感;五是会选择补偿性消费来满足自己过去未能充分满足的生活需求,如衣着、首饰、养生等。

2.2 老年人健康信息需求的研究

人的行为受到需求所驱动,首先回顾一下经典的马斯洛需求层次理论。马斯洛提出人的基本需求是一种金字塔结构。从低到高依次为生理需求、安全需求、社交需求、尊重需求与自我实现的需求[4]。从健康的自身需求来看,主要是在生理和安全两个需求层次上,但是健康信息需求的复杂性比较大。左美云等分析了老年人的健康信息需求[5](见表2-1),可以看到老年人对健康信息的需求几乎涵盖了马斯洛需求理论的5个层次。

表 2-1 老年人需求分析表[5]

	累计频数	出现频率较高的关键词	归纳出的需求
生理	54	长寿、物质生活、饮食、衣着、保健品、交通便利、老年公寓、老年社区、老有所养、老年失能或残障、护理服务、长期护理、日常生活照料、陪护中心、丧偶独居、减轻儿女负担、异地养老、应急响应等	衣、食、住、行,受护理

（续表）

	累计频数	出现频率较高的关键词	归纳出的需求
安全	47	身心健康、看病、治疗、医疗条件、医疗保健产品、医学保健知识、医药费、医疗保障、可支配收入、经济保障能力、贫困风险、保健品消费质量、法律权益服务、子女虐待父母、养老机构、安全防护设施、政府救助、集体救助、社会保障、福利政策等	生命安全、养老安全、社会安全
情感	40	家庭温暖、爱情、温情、心理情感危机、孤独感、精神慰藉、精神赡养、心理健康、社会活动、宗教信仰、老年俱乐部、养老休闲、上网聊天、老年电视节目、社区文化、老年玩具、老年人旅游团、娱乐活动、精神消费等	亲情、友情、爱情、团体、信仰
受尊重	7	爱面子、自尊心、他人态度、体型、服饰、知识、修养、家庭地位、健康自评、健康老人评选、社会歧视老年人、尊老敬老等	自我肯定、家庭/团体/社会地位
自我实现	18	完善自我、找工作、取得成就、老年大学、特长、与时俱进、知识竞赛、老年人事业、社会贡献、发挥余热、再就业等	掌握新知、创造价值

"使用与满足"（use and gratification）理论是大众传播媒介适度效果理论的经典模式之一,该理论认为受众通过对媒介的积极使用,从而制约着媒介传播的过程,并指出使用媒介完全基于个人的需求和愿望[6]。这也启示我们可以理解老年人对健康信息的使用行为是为了自己健康需求的满足。在使用与满足理论的基本框架中（见图2-1）,可以看到这一框架和健康信息服务利用的逻辑不谋而合。健康信息服务的内在逻辑也起始于用户的需求,然后用户选定信息渠道、获取信息,最后用户在使用信息服务之后需求得到全部满足、部分满足或者没有满足等各种结果,这种健康信息服务消费后的感受将影响人们对健康信息服务的评价和再次使用[7]。

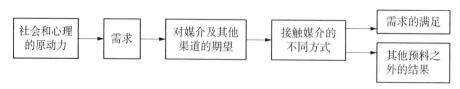

图2-1　使用与满足理论的基本框架[6]

健康信息泛指与人们身心健康有关的所有健康或疾病知识、健康消息、健康数据、事实与资料[8]。信息需求(information demand)是表达出来的清晰而具体的信息需要，多指向信息形式，如信息类型、信息载体和信息渠道等[9]。

老年人健康信息需求反映了该群体对上述信息的明确需要。国内外的研究者主要从以下三个方面探索老年人的健康信息需求。

2.2.1 健康信息需求的动机

健康是老年人关心的首要问题。研究发现，越来越多的老年人倾向于通过网络搜寻和获取健康信息，具体体现在：老年人的健康意识比其他人强，他们关注疾病信息、医药信息、营养膳食信息等，健康的有效搜索行为有助于提高健康指数，并帮助个体层面应对愈发严重的老龄化问题[10]。Baker 等学者认为，健康医疗环境的变化使人们与医疗专家接触的时间越来越少，从而减少了人们从医疗专家那里获取健康医疗信息的机会，导致人们需要从其他渠道获取健康信息[11]。刘咏梅、李梦宇认为[12]老年群体进行健康信息搜寻的动机主要体现在四个方面：一是应对健康危害形势；二是积极参与医疗决策；三是改变现有不良健康行为或预防保健；四是满足情感需求。

2.2.2 健康信息需求的内容和特点

皮尤(Pew)调查将网络健康信息需求分为特定疾病、治疗过程、医生、医院和医疗设施、健康保险等 15 个大类[13]。研究者从疾病治疗、药物、营养、养生保健、心理健康、情感和精神支持、经济因素等多个方面调查了老年人的健康信息需求[14-15]。已有研究集中在慢性病和癌症患者在网络环境下的健康信息需求[16-18]。国内研究中，谷华等学者调查了上海市 1 800 名市民的卫生信息需求，结果表明上海市民对健康信息需求的内容广泛而普遍，但应用信息技术获取的能力普遍较低[19]。2010 年，曹锦丹等人调查了图书馆用户健康信息需求的数量、方式和内容[20]。2011 年张洪武等人利用百度网站的数据，分析了重庆市民健康信息的需求和特点[21]。2019 年李桂玲等通过问卷调查，分析了慢性疾病患者不同变化阶段信息需求[22]。钱宇星等研究了在线社区老年人用户的健康信息需求[23]。

研究证实患者需要广泛的、多样化的、易于获得的、易于理解的健康信息[17]。老年人比中青年人有着更多的信息需求，但是这些需求不能通过传统的渠道得到满足[24]。研究指出性别、年龄、种族、文化程度、网络使用情况、健康状况、疾病种类等因素都会影响患者的健康信息需求[25-26]。

2.2.3 老年人健康信息需求模型

建立信息需求模型被认为是研究用户信息需求的重要途径[27]。泰勒从寻找答案的角度提出了"问题-协调"的信息需求模型法[28],贝尔金从将"信息转化为知识结构"的角度提出了建立在知识非常态(anomalous state of knowledge)基础上的信息检索模型[29]。Xie采用深度访谈和焦点组访谈的方法将老年人按健康信息需求内容划分为基本医疗,高级医疗,生活保健,挑选医生、诊断、治疗等四类信息需求者[30]。

2.3 老年人健康信息行为的研究

2.3.1 老年人健康信息行为的特征

健康信息行为(HISB)也称为健康信息搜寻行为,指针对具体事件或情境,用户在获取、澄清及确认与健康相关知识或信息的过程中表现出来的口头或非口头的行为[11]。研究人员从疾病类型、社会经济文化背景、医疗条件等方面对HISB分别做了有益的探索,但是直到2007年才有研究者对HISB的概念及其基本特征进行了系统的研究和界定[31]。信息维度和方法维度被认为是HISB研究的核心内容。信息维度主要涉及信息查询的类型、数量、质量、信息源[32-33]。方法维度主要涉及直接或间接的搜寻、与他人讨论和交流信息、阅读信息、评论信息、浏览信息、收听信息、采用第三方信息[34-35]。有研究认为,多数个体在查询事实类医疗信息时倾向于寻找专业人员[36],在搜寻心理社会信息时倾向使用来自朋友或有相同疾病的患者的信息[37],在搜寻隐私信息的时候倾向于使用互联网[38]。大多数(70%)美国人对健康和医学表现出广泛的兴趣,其中老年人比年轻人更为关注健康和医学主题[39]。

2.3.2 老年人健康信息行为中的困难

老年人在搜寻健康信息时面临一些技术或非技术的困难,根据学者李月琳和蔡文娟的研究[40],主要包括:①通常无法构建有效的查询语句;②无法准确区分不同网页浏览器和网页搜索工具的差异(例如地址栏、搜索栏、网页搜索框等);③基于经验进行搜索,但老年人的经验往往不能满足搜索需求;④缺乏健康信息质量的评价能力;⑤对自己使用网络的能力非常不自信;⑥停留在分布类目上的时间有显著差异;⑦缺乏适合老人的搜索界面等。

2.3.3 健康信息行为的影响因素

HISB的影响因素主要包括个人因素和环境因素。个人因素中的自制力、自尊心、主动参与健康决策都有利于促进HISB;羞耻感、担心信息带来更多困惑和焦虑则会限制 HISB[35]。环境因素包括信息的可获得性、易获得性、易理解性、可信度、人际关系，以及来自家庭和朋友的支持和影响[41-42]。此外，Xie 发现老年人在参加公共图书馆培训之后的电脑焦虑状况明显减轻，对检索健康信息的兴趣和能力明显增强[43]。国内研究中，都杨等在 2006 年对 1 931 名城市普通民众进行了问卷调查，了解了"非典"期间公众信息获取的主要渠道[44]。同时用户的健康知识素养和健康信息检索素养对 HISB 的搜索结果有较大影响[45]。吴丹、李一喆发现健康状况、网络熟悉程度和网络健康信息的可信度是老年人日常利用网络获取健康信息时考虑的主要因素[46]。

2.3.4　老年人健康信息行为模型

信息行为科学中比较成熟的用来描述信息搜寻的模型有标准模型、认知模型、动态模型、阶段模型、意义构建模型和策略模型这六种类型[47]。Chisolm 验证了为传统健康行为设计的模型可以成功的应用在网络环境下 HISB 的研究，该模型假定患者健康服务的偏好可以通过 predisposing（素因）、enabling（凑因）、need（需要）等三个因素来预测[48]。

2.3.5　老年人对健康信息的使用

HISB 可能产生的积极影响主要表现在四个方面：一是认知结果，如健康知识的增加，促进知情决策[49]；二是行为结果，如与医生讨论自己搜寻到的信息、自理能力的增加、健康行为的改变[49]；三是身体结果，改善身体素质[50]；四是情感结果，如降低焦虑、消除恐惧、增强自信。HISB 也会产生消极影响，如感觉不知所措，更加担心[51]。

研究表明虽然老年人热切的希望得到详尽的健康信息，但是他们参与制定健康决策的意愿呈现出比较大的差异性[30]。而老年人参与健康决策意愿较低的原因主要有疾病的严重程度[52]、文化模式和期望[53]、社会统计学因素[54]、个性[55]和年龄因素[52]等。

2.4　老年人健康信息服务的研究

2.4.1　健康信息服务

健康信息服务属于信息服务的一个分支，学者岳建波这样定义信息服务："关于信息服务的概念，有广义和狭义之分，广义的信息服务概念泛指以产品或劳务的形式向用户提供和传播信息的各种信息劳动，即信息服务产业内的所有活动,包括信息产品的生产开发、报道分配、传播流通以及信息技术服务和信息提供服务等行业。狭义的信息服务概念,是指专职信息服务机构针对用户的信息需要,及时地将开发加工好的产品以用户方便的形式准确传递给特定用户的活动。"[56]从这个概念出发,本研究认为健康信息服务应该属于狭义的信息服务概念,是指利用现代信息技术,通过对健康信息资源的获取来帮助人们更好地调节控制自身的健康问题[57]。2000年7月,为了保证健康信息的可靠性,英国卫生部发布了《国家卫生服务系统规划》,其核心理念旨在为公众"提供健康信息服务,促使公众预防疾病和保持健康"[58]。我国政府颁布的《国务院关于促进健康服务业发展的若干意见》[59]和《"健康中国2030"规划纲要》[60]中,也将促进健康信息共享,持续推进覆盖全生命周期的预防、治疗、康复和自主健康管理一体化的国民健康信息服务,实现健康信息资源的有效利用与共享,提升健康信息服务质量和服务水平,作为国家健康卫生事业发展的战略重点。

由于健康问题越来越受到社会关注,用户健康信息服务也逐步成为图书情报机构新的服务和研究领域。美国国立医学图书馆从20世纪90年代末开始,实现面向大众的健康信息服务的转型,即不仅为医疗专业人员提供服务,也向普通市民提供健康信息服务,并把它作为一个长期性重点目标[61]。英国医学图书馆于1999年建立医学电子图书馆,目标是实现"提高医疗卫生服务质量,优化信息用户健康决策"[62]。公共图书馆在健康信息服务过程中扮演着重要的角色,发挥着重要的作用。美国北卡罗来纳州公共图书馆的调查发现,所有被调查的图书馆都提供了与健康相关的参考咨询服务,绝大部分图书馆还提供健康信息资源,超过80%的图书馆指导用户检索健康信息[63]。而Wood等学者评估了美国国立医学图书馆与公共图书馆的合作后,肯定了公共图书馆在健康信息服务方面的作用,并总结出公共图书馆在健康信息服务中所扮演的角色,同时也指出,公共图书馆的健康信息服务并没有引起图书馆界的广泛和足够重视[64]。

与此同时,许多学者意识到公共图书馆在提供健康信息服务时存在各种障碍。Marshall等学者发现[65],馆员在提供健康咨询服务时主要遇到三大障碍:①用户不愿意或不能够清楚地表达其信息需求,导致馆员不能完全了解用户的需求;②图书馆馆藏中缺乏合适的资源;③馆员因担心被认为是提供医学建议或解释而不愿提供健康信息。Harris等学者通过对多个国家的调查发现[66],在有关卫生保健和公共图书馆系统建设的政策文件中,很多都没有清晰表述公共图书馆在公众健康信息服务方面的角色和作用,在公共图书馆系统比较发达的国家,虽有少数公共图书馆提供了卓有成效的健康信息服务项目,但这些项目并不具有普遍性,而且也没有独立的标准来对这些项目的范围和规模进行限制。

随着网络的普及,网络健康信息服务越来越受到人们的关注。相比于传统的健康信息服务提供模式。网络充分体现了方便性和快捷性,也使得健康资源得到了更加合理的利用。为确保用户能够通过网络得到专业、完善的健康信息服务,并使网络成为用户值得信赖的健康媒介,对基于网络平台的健康信息服务的研究、开发与利用就显得尤为重要[67]。我国学者邸金平将美国网络健康信息服务主体分为五种类型[68]:①图书馆,包括公共图书馆和医学专业图书馆;②政府机构,主要是卫生管理部门;③医学与公共卫生研究机构,包括大学的科研中心和研究院所等;④企业和其他一些非营利组织;⑤个人。

尽管人们获取健康信息的途径日益增多,而且查询使用效率越来越高,但是健康信息仍存在一些质量问题,特别是网络健康信息质量参差不齐。Harris 等选取了英国公共图书馆为研究对象,对图书馆用户关于"公共图书馆在支持公众健康事业方面的角色"的看法进行了研究。研究结果表明图书馆用户认为和网络相比,公共图书馆是最值得信任的健康信息来源[66]。在分析国外健康信息服务时,有研究指出老年用户获取和利用信息的能力相对较低,而需要解决的健康问题又最多,所以创新健康信息服务模式,特别是为老年用户提供高效的健康信息服务,有着重要的意义[69]。

由于国外开展健康信息服务较早且质量较好,不少文献介绍了国外健康信息服务相关情况,比如国外健康信息服务的现状及启示[57]、国外公共图书馆健康信息服务研究述评[70]、国外图书馆公众健康信息服务综述[71]等文献。近年来健康信息服务这一研究领域逐步受到国内学界关注,研究不断深入。戴艳清探讨了社区图书馆为老年人提供健康信息服务的意义、可行性,并提出社区图书馆为老年人群体提供健康信息服务的方式,以及在健康信息服务过程中应注意的几个问题[72]。李岩、曹锦丹[73]指出我国公共图书馆在网络健康信息服务方面与国外发达国家相比存在很大的差距,应该借鉴国外的先进管理理念和经验,改进我国的健康信息服务工作。肖凤玲等通过调查,分析了医学院校图书馆开展社区健康信息服务的需求[74]。苏慧红[75]提出图书馆可以提供多方面的老年读者的健康信息服务,如举办讲座、开展健康信息素养培训、开发健康信息服务、协同健康信息推荐、开展 Live Library 走进老年读者等。常飞等[76]对 67 家医学院校图书馆的健康信息社会化服务进行调查,提出了更新服务观念、创新服务、规范管理等措施。

随着健康信息服务的网络化不断普及,关于个人健康信息隐私保护的相关主题研究也受到学者们的重视。陈鹤群从技术角度进行了梳理[77]。徐敏等[78]、粟丹[79]、林庆云等[80]都从法律层面进行了研究。吴友富等[81]研究了健康信息隐私管理的政府行为。

2.4.2 健康素养研究

1974 年 Simonds 在有关健康教育社会政策的论文中最早提出健康素养

(health literacy，HL)这一概念[82]。2003 年美国国立医学图书馆提出，HL 是"一种能够理解和处理基本的健康信息，并据此做出正确的有关健康和医疗决策的能力"[83]，它包含两个层面：一是知识层面，即基本的健康知识与技能；二是能力层面，即健康信息素养。在此基础上，美国医学图书馆协会（the Medical Library Association，MLA）明确提出了健康信息素养（health information literacy，HIL）的概念，即"能够识别健康信息需求，甄别相关的健康信息来源，检索、获取和利用高质量的健康信息，在分析、理解和利用健康信息的基础上做出促进健康的决策"[84]。可以看出健康信息素养来源于健康素养，是信息素养和健康素养两个概念的渗透和融合。健康信息素养使得信息素养这一抽象概念在医学领域得到了实践，并迅速成为国外的一个研究热点。美国、英国、加拿大、澳大利亚等国家都很重视公众的健康信息素养教育及其相关研究[85]。相对而言，我国健康信息素养领域的研究还处于起步阶段，大众的健康意识和素养较低。2009 年 12 月，卫生部（现卫健康）公布首次中国居民健康素养调查结果，显示我国居民具备健康素养的总体水平为 6.48%，即每 100 人中不到 7 人具备健康素养。在政府出台了《中国公民健康素养促进行动工作方案（2008—2010 年）》后，学者才将研究视角扩大到公众健康素养领域[20]。2011 年以前图书馆界对于公众健康信息素养教育还不够重视和关注，相关文献研究不多，年均论文量不足 10 篇①，可以说学者们也较少意识到图书馆对公众健康信息获取和公众健康素养教育方面的作用[85]。2012 年后关于健康信息素养的研究逐年增加②，涉及学生、患者、各地居民等多类人群，总体上虽然已开展一些健康信息服务与健康教育活动，但由于大多数图书馆与健康机构工作相互脱节，图书馆的优势尚不能得以充分发挥，大量的研究来源于医学相关学科，图书馆在健康信息素养领域的教育及服务水平尚不能完全满足用户需求。

2.4.3　健康信息服务平台

国外学者对健康信息服务平台的研究从 20 世纪 60 年代初起步，1980 年代以来，国外信息研究机构广泛开展用户健康信息系统（consumer health information system，CHIS）的研究和建设，为用户提供健康信息服务[69]。近 40 年来，在技术应用层面主要集中于面向健康信息服务的信息技术应用与开发，如诊疗系统[86]、药品跟踪评价[87]等。在社会与经济层面主要涉及平台的法律、经济、伦理、社会问题、公共政策等多个维度[88-89]。

---

① 数据来源于中国知网数据库。

② 数据来源于中国知网数据库。

国内学者中,一些研究注重介绍发达国家成功经验,比如王幸岚介绍了英国国民健康信息服务平台的特征[90],提出以用户为中心、尽快成立官方主导的健康信息服务平台、构建全面系统的健康信息数据库、提供综合性的健康信息服务、建立有效的监督机制。于微微等学者比较了中美网络健康信息服务平台[91],认为在主体类型、网站主题范围、网站认证体系方面存在较大差异,在服务业务上趋同,他们从加强网络健康知识源宣传、构建多元主体协同服务体系、开展网络健康信息质量评估等方面提出发展我国网络健康信息服务的思路与措施。

同时国内学者也在技术应用层面开展了大量研究,主要集中在医疗信息系统与数据库构建[92]、数据交换接口[93]、信息共享[94]、数据获取[95]等方面。而对于具体的健康服务平台建设使用也有了不少成功的案例。比如健康中国理念下体医融合健康服务信息平台构建研究,利用互联网＋全民健身公共服务体系,对全民健身大数据的监测和运动风险预判、评估,改革和构建服务于全民健身的体医健康服务信息平台[96]。万映利和侯筱蓉对医院微信公众平台信息服务进行了研究[97]。王计生等提出将人工智能技术与老年心理健康相结合进行老年心理健康问题研究,构建了智能服务信息平台模型[98]。张娟等研究了一个面向大数据的图书馆单元信息知识服务系统——养生知识服务平台[99]。有学者通过个人健康管理服务信息平台对健康体检人群的作用进行分析[100]。姜树强等[101]对健康体检信息服务平台的研制与应用进行了研究。我国在线医疗信息服务平台现状分析则以 39 健康网、寻医问药网和好大夫在线为例,分析了三者的服务模式、运营模式和盈利模式[102]。对于构建以医药信息为主导的公共健康信息平台[103]和公众健康信息资源共享服务平台[104],都有学者进行了相应的思考。

有关区域医疗健康信息服务平台的研究也比较多,有学者专门分析了国外区域医疗服务信息平台的建设与发展现状[105],而国内区域健康信息平台的研究基本上各省市都有相关文献报道。

随着大数据技术的快速发展,大数据环境下的健康信息服务平台研究也引起了学者关注,产生了一系列的成果。主要涉及面向健康这一特定目的的新技术平台构建[106-107]、数据存储[108]、数据挖掘[109]、数据安全[110]等主题,研究者也已认识到平台在引入大数据后在疾病预防、精准医疗、新药研发、卫生控费等领域可能产生的潜在价值[111-112]。

各国政府为推动健康数据的汇聚与利用积极提供政策支持[113]。美国于 2004 年提出建立跨区域的国家卫生信息网,2015 年国家卫生信息技术协调员办公室(ONC)发布报告《Connecting Health and Care for the Nation：A Shared Nationwide Interoperability Roadmap》。英国卫生部在构建国家医疗服务体系信息平台(NHS Choice)的基础上,于 2012 年发布《信息的力量——让所有人获取所需要的卫生保健信息》。澳大利亚早在 1999 年即颁布了卫生信息行动《Health Online：A Health Information Action Plan for Australia》。加拿大在 2001 成立 Infoway 公司,并确定建立全国范围内的电子健康档案系统。

在我国,医药卫生领域形成了较为完善的信息平台网络。2009 年,在《中共中央国务院关于深化医药卫生体制改革的意见》[114]的指导下,各地区纷纷搭建区域卫生信息平台。2018 年 5 月 9 日,国家互联网信息办公室发布《数字中国建设发展报告(2017 年)》[115]。该报告指出,我国初步建立全员人口信息、居民电子健康档案、电子病历三大数据库,建成全球最大的传染病疫情和突发公共卫生事件网络直报系统,国家、省、市、县四级全民健康信息平台已初步实现联通全覆盖。以 BAT(百度、阿里巴巴和腾讯)为代表的信息服务巨头企业涉足健康信息服务领域[116],也给我国的健康信息服务产业带来了新的活力。

随着互联网、云计算、大数据等信息技术的蓬勃发展,在健康信息服务的信息化研究与实践方面进行了许多有益的探索,逐渐成为深化医改、推进健康中国建设的重要支撑。

2.5　健康信息行为模型研究

信息行为研究的一个重要特点就是通过建立模型来分析具体行为,本论文在分析和借鉴前人已有的各种的信息行为理论及模型的基础上,提出了老年人健康信息行为模型。其中最重要的是 Leckie 专业人员信息行为模型。

Leckie 通过对信息工程师和卫生保健专业人员的信息习惯和做法进行实证研究,在分析和解释的基础上提出了这一模型[117]。这种模型涉及与信息行为相关的众多因素,如信息需求的特点,以及需求与这些工作角色的相关性。它还试图解释信息来源和信息意识如何影响信息行为。

这个模型中的主要因素是：①工作角色,如管理员、经理、研究员等;②任务,如咨询、评估和监督;③信息需求的特点,如人口统计数据(年龄、职业)、范围(如根据具体情况需要)、频率(如经常需要或新的),见图 2 - 2。

基本上,这个模型表明,不同的专业团体也有类似的信息寻求习惯,因为他们也有类似的工作角色。例如,一些专业人士如工程师和研究人员可能有行政的工作,他们可能有监督他人的职责。在这种情况下,这个角色的信息行为可能比较相似,即使他们的职业不同。这个模型有一点需要注意,就是仅强调主动搜索。

同时,这个模型中的信息障碍被视为信息行为发生和形成信息需求特点的环境的一个部分。例如,Leckie 声称,性别特征可以产生不同的工作角色。另外,除非留下悬而未决的问题或者在个人要求进一步搜索的情况下,反馈周期不

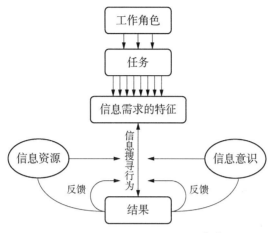

图 2-2　Leckie 信息行为模型[117]

会在所有情况下被自动要求。这个模型解释了个人如何参与新一轮信息寻求，以满足自己的信息需求。

Leckie 模型通过将信息搜索范围限定在专业范围内，针对性较强。模型详述了六个因素的定义和范围。专业人士的"工作角色"决定"任务"，任务受到"工作环境"的约束。该模型的缺陷在于适用性有限，无法涵盖日常信息行为，适用面窄。Leckie 模型中将"信息资源"与"信息意识"两个概念，作为影响"信息寻求行为"的影响因素，为后来者开拓了一条新的研究思路。

本研究以 Leckie 的专业人员信息行为模型为基础，再加上 Wilson 的信息行为的思想，建立了针对老年人的健康信息行为模型（见图 2-3）。笔者提出了健康信息需求产生信息行为，而信息资源、信息服务、环境以及信息素养是影响老年人健康信息行为的四个重要因素。

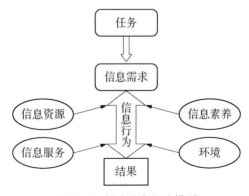

图 2-3　健康信息行为模型

Leckie 模型将信息行为研究范围限定在专业信息范围内[117],这和本研究的目的一致。而本研究旨在研究老年人的健康信息行为,人群已经确定,但是具体信息需求存在差异,因此本模型中首先考察任务,以明确研究者的信息需求。

Leckie 模型中将"信息资源"与"信息意识"两个概念,作为"信息行为"的影响因素[117],为后来者开拓了一条新的研究思路。而在本研究中,笔者认为信息资源、信息素养、信息服务以及环境四方面因素都会对信息行为产生影响。这样一种设计,更能反映出健康信息行为的实际情况,其中信息素养的提法比"信息意识"的提法更加全面。

环境因素的提出,是众多学者及信息模型都共同关注的。Wilson 认为[118],诸如心理、人口、相关角色、环境和资源特点等都是可以支持或阻碍信息行为的干预变量。人的环境对信息需求的产生有直接影响。Wilson 强调个人的工作或生活背景的重要性。Dervin 也指出历史、经验、习惯、技能和工作限制等是影响信息行为的特定环境[119]。Gaslikova 认为环境可以描述为:"信息寻求的背景可以描述许多不同的参数,如信息需求出现的时间和空间;信息搜索的时间;参与者的类型,例如人口、社会、职业、教育;信息寻求的目的;寻求信息的具体任务[120]。"因此在本研究的模型中,"环境"将指老年人用于健康信息行为上的时间,老年人自身的社会、经济条件等。

"信息服务"的提出是考虑到医疗及健康信息对信息资源服务的依赖度更高,而且健康信息资源需要从专业医疗或信息服务机构来获取。

对于模型中的信息行为,根据 Wilson 的理论,本研究也会考察以下一些信息行为的组成:

(1) 主动搜索。个人积极地从图书馆、网络、电视和家人等不同的来源寻求信息。积极寻找的关注中心是用户和用户对信息的处理和使用。

(2) 信息行为习惯。包括检索、阅读文献的偏好、信息利用的习惯、工具的使用等。

(3) 信息共享。包括与同事沟通交流、询问同事、相互提供健康信息等。

(4) 委托搜索。老年人要求别人代替他们进行信息搜索和获取文献。文献表明,老年人有时会寻求他人的帮助以满足他们的信息需求。因此,信息服务机构提供商业定制服务也是必要的。

2.6 小结

本章从理论研究入手,利用文献回顾健康信息行为研究的产生和发展。进行了老年人的特征分析,分析了健康信息需求,健康信息行为,健康信息服务研究的特点、方法和主要理论贡献，系统地展示了健康信息行为及信息服务研究的历史沿革和发展脉络，建立了老年人健康信息行为模型，为本研究的展开奠定了理论基础。

参考文献

［1］凯瑟琳·麦金尼斯-迪特里克.老年社会工作：生理、心理及社会方面的评估与干预［M］.隋玉杰，译.北京：中国人民大学出版社，2008：67.

［2］王梅.社会隔离与社会支持：一种应用观点［J］.人口研究，1995(3)：61-64.

［3］和睿养老.关于老年人的生理与心理特征以及行为模式的分析［EB/OL］.［2019-01-26］.https://www.sohu.com/a/219051519_100110125.

［4］贾小明，赵曙明.对马斯洛需求理论的科学再反思［J］.现代管理科学，2004(6)：3-5.

［5］左美云，刘勋勋，刘方.老年人信息需求模型的构建与应用［J］.管理评论，2009,21(10)：70-77.

［6］林雅萍.“使用与满足”理论与互联网环境下的文献接受［J］.上海师范大学学报（哲学社会科学版），2009,38(6)：76-84.

［7］李菲.城市老年人信息需求与服务保障研究［D］.武汉：华中师范大学，2015：25.

［8］张馨遥.健康信息需求研究的内容与意义［J］.医学与社会，2010,23(1)：51-53.

［9］乔欢.信息行为学［M］.北京：北京师范大学出版社，2010：154.

［10］Manafo E H, Wong S. Exploring older adults' health information seeking behaviors ［J］. J Nutr Educ Behav, 2012,44(1)：85-89.

［11］Baker L M, Spang L, Gogolowski C, et al. The provision of consumer health information by public librarians in Michigan ［R］. Michigan：Wayne State University, 1997.

［12］刘咏梅，李梦宇.老年群体网络健康信息搜寻行为研究述评［J］.淮北师范大学学报（哲学社会科学版），2019,40(4)：54-60.

［13］Fox S. Pew Internet：Health Topics ［EB/OL］.［2019-12-20］. http://pewinternet.org/Reports/2011/HealthTopics/Part-3/Intro.aspx.

［14］韩妹.中老年人对网络健康信息的利用与满足研究［D］.北京：中国传媒大学，2008.

［15］Marie K K. Information behaviour in health-care of home-based elderly people in Kenya ［D］. Pretoria：University of South Africa, 2011.

［16］Kuehn B M. Patients go online seeking support, practical advice on health conditions ［J］. JAMA, 2011,305(16)：1644-1645.

［17］Maddock C, Lewis I, Ahmad K, et al. Online information needs of cancer patients and their organizations ［J］. Ecancermedicalscience, 2011,5：235.

［18］Corcoran T B, Haigh F, Seabrook A, et al. A survey of patients' use of the internet for chronic pain-related information ［J］. Pain Med, 2010,11(4)：512-517.

［19］谷华，唐玲.上海市民卫生信息需求调查分析［J］.医学信息：医学与计算机应用，2000,13(9)：467-470.

［20］曹锦丹，宋艳，曹刚.公共图书馆消费者健康信息需求调查［J］.医学与社会，2010,23(11)：20-22.

[21] 张洪武,冯思佳,赵文龙,等.基于网络用户搜索行为的健康信息需求分析[J].医学信息学杂志,2011,32(5):13-18.

[22] 李桂玲,唐美玲,吴秀芹,等.慢性病患者不同变化阶段信息需求[J].中国老年学杂志,2019,39(16):4087-4089.

[23] 钱宇星,周华阳,周利琴,等.老年在线社区用户健康信息需求挖掘研究[J].现代情报,2019,39(6):59-69.

[24] Wicks D A. Older adults and their information-seeking [J]. Behav Soc Sci Libr, 2004, 22(2):1-26.

[25] 张馨遥,曹锦丹.网络环境下用户健康信息需求的影响因素分析[J].医学与社会,2010,23(9):25-27.

[26] Peña-Purcell N. Hispanics' use of Internet health information: an exploratory study [J]. J Med Libr Assoc, 2008,96(2):101-107.

[27] 乔欢.信息行为学[M].北京:北京师范大学出版社,2010:166.

[28] Taylor R S. Question negotiation and information seeking in libraries [J]. Coll Res Libr, 1968,28:178-194.

[29] Belkin N J. Anomalous states of knowledge as a basis for information retrieval [J]. Can J Inform Lib Sci, 1980,5:133-143.

[30] Xie B. Older adults' health information wants in the internet age: implications for patient-provider relationships [J]. J Health Commun, 2009,14(6):510-524.

[31] Lambert S D, Loiselle C G. Health information - seeking behavior [J]. Qual Health Res, 2007,17(8):1006-1019.

[32] Clark J. Constructing expertise: inequality and the consequences of information-seeking by breast cancer patients [J]. Illness, Crisis & Loss, 2005,13(2):169-185.

[33] Ford N, Wilson T D, Foster A, et al. Information seeking and mediated searching, Part 4: Cognitive styles in information seeking [J]. J Am Soc Inf Sci Tec, 2002,53(9):728-735.

[34] Feltwell A K, Rees C E. The information-seeking behaviours of partners of men with prostate cancer: a qualitative pilot study [J]. Patient Educ Couns, 2004,54(2):179-185.

[35] Matthews A K, Sellergren S A, Manfredi C, et al. Factors influencing medical information-seeking among African American cancer patients [J]. J Health Commun, 2002,7(3):205-219.

[36] Brown J B, Carroll J, Boon H, et al. Women's decision-making about their health care: views over the life cycle [J]. Patient Educ Couns. 2002,48(3):225-231.

[37] Beresford B A, Sloper P. Chronically ill adolescents' experiences of communicating with doctors: a qualitative study [J]. J Adolesc Health, 2003,33(3):172-179.

[38] Gray N J, Klein J D, Noyce P R, et al. Health information-seeking behavior in adolescence: the place of the Internet [J]. Soc Sci Med, 2005,60(7):1467-1478.

[39] Pew Research Center. Public interest in science and health linked to gender, age and personality [EB/OL]. (2015-11-11)[2019-12-20]. https://www. pewresearch. org/science/2015/12/11/public-interest-in-science-health-and-other-topics/.

[40] 李月琳,蔡文娟.国外健康信息搜寻行为研究综述[J].图书情报工作,2012,56

(19)：128 – 132.

[41] Czaja R, Manfredi C, Price J. The determinant and consequences of information-seeking among cancer patients [J]. J Health Commun, 2003,8：529 – 562.

[42] Loiselle C G, Lambert S D, Cooke A. The searching, processing, and sharing of breast cancer information by women diagnosed with the illness [J]. Can J Nurs Res, 2006,38 (3)：83 – 104.

[43] Xie B, Bugg J M. Public library computer training for alder adults to access high-quality Internet health information [J]. Lib Inform Sci Res, 2009,31(3)：155 – 162.

[44] 都杨,吴群红,郝艳华,等.突发公共卫生事件中城市居民健康教育需求调查、影响因素及对策研究[J].中国初级卫生保健,2009,23(4)：40 – 42.

[45] 张敏,聂瑞,罗梅芬.健康素养对用户健康信息在线搜索行为的影响分析[J].图书情报工作,2016,60(7)：103 – 109,138.

[46] 吴丹,李一喆.老年人网络健康信息检索行为实验研究[J].图书情报工作,2014,58(12)：102 – 108.

[47] 乔欢.信息行为学[M].北京：北京师范大学出版社,2010：209.

[48] Chisolm D J. Does online health information seeking act like a health behavior：a test of the behavioral model [J]. Telemed J E-Health, 2010,16(2)：154 – 160.

[49] Andreassen S, Randers I, Naslund E, et al. Family members' experiences, information needs and information seeking in relations to living with a patient with oesophageal cancer [J]. Eur J Cancer Care, 2005,14(5)：426 – 434.

[50] Ransom S, Jacobsen P B, Schmidt J E. Relationship of problem-focused coping strategies to changes in quality of life following treatment for early stage breast cancer [J]. J Pain Symptom Manage, 2005,30(3)：243 – 253.

[51] Brereton L, Nolan M. "Seeking"：A key activity for new family careers of stroke survivors [J]. J Clin Nurs, 2002,11(1)：22 – 31.

[52] HillS A, Laugharne R. Decision making and information seeking preferences among psychiatric patients [J]. J Ment Health, 2006,15(1)：75 – 84.

[53] Baider L, Ever-Hadani P, Kaplan DN A. The impact of culture on perceptions of patient-physician satisfaction [J]. Isr J Med Sci, 1995,31(2 – 3)：179 – 185.

[54] Davison B J, Gleave M E, Goldenberg E A. Assessing information and decision preferences of men with prostate cancer and their partners [J]. Cancer Nurs, 2002,25 (1)：42 – 49.

[55] Braman A C, Gomez R G. Patient personality predicts preference for relationships with doctors [J]. PersIndivid Differ, 2004,37(4)：815 – 826.

[56] 岳建波.信息管理基础[M].北京：清华大学出版社,1999：141.

[57] 沈丽宁.国外健康信息服务现状扫描及启示[J].医学信息学杂志,2010,31(6)：38 – 40,51.

[58] Department of Health. The NHS constitution [EB/OL]. [2019 – 02 – 20]. http://www. dh. gov. uk/en/Publicatications/PublicationsPolicyAndGuidance/DH_4002960.

[59] 中国政府网.国务院关于促进健康服务业发展的若干意见[EB/OL]. (2013 – 10 – 14) [2019 – 09 – 20]. http://www. gov. cn/zwgk/2013-10/14/content_2506399. htm.

[60] 中国政府网. 中共中央国务院印发《"健康中国 2030"规划纲要》[EB/OL]. (2016 - 10 - 25)[2019 - 09 - 20]. http://www. gov. cn/zhengce/2016-10/25/content_5124174. htm.

[61] 李农. 美国国立医学图书馆和全国图书情报学委员会的健康信息服务事业[J]. 医学信息学杂志,2008,29(2): 1 - 3.

[62] Eysenbach G, Diegpen T L. Patients looking for information on the internet and seeking teleadvice: motivation, expectations, and misconceptions as expressed in e-mails sent to physicians [J]. Arch Dermatol, 1999,135(2): 151 - 156.

[63] Linnan L A, Wildemuth B M, Gollop C, et al. Public librarians as a resource for promoting health: results from the Health for Everyone in Libraries Project (HELP) librarian survey [J]. Health Promot Pract, 2004,5(2): 182 - 190.

[64] Wood F B, Lyon B, Schell M B, et al. Public library consumer health information pilot project: results of a national library of medicine evaluation [J]. Bull Med Libr Assoc, 2000,88(4): 314 - 322.

[65] Marshall J. Health information services in ontario public libraries [J]. Can Libr J, 1991, 48(1): 37 - 44.

[66] Harris R, Henwood F, Marshall A, et al. "I'm not sure if that's what their job is" consumer health information and emerging "healthwork" roles in the public library [J]. Ref User Serv Q, 2010,49(3): 239 - 252.

[67] 张馨遥,曹锦丹,王佩鑫. 健康网站信息服务满意度评价指标体系研究[J]. 情报杂志, 2010,29(10): 99 - 102.

[68] 邸金平,向菲. 美国网络健康信息服务的主体、业务与启示[J]. 医学与社会,2012,25 (10): 38 - 41.

[69] 程坤,兰小筠. 国外网络用户健康信息服务研究进展及启示[J]. 中华医学图书情报杂志, 2009(1): 59 - 62,70.

[70] 张静仪,张敏. 国外公共图书馆健康信息服务研究述评[J]. 图书情报知识, 2018 (2): 14 - 23.

[71] 曹海霞,汪庆. 国外图书馆公众健康信息服务综述[J]. 中华医学图书情报杂志,2019,28 (6): 63 - 68.

[72] 戴艳清. 社区图书馆为老年人提供健康信息服务初探[J]. 图书馆论坛,2011,31(4): 138 - 140,146.

[73] 李岩,曹锦丹. 公共图书馆网络健康信息服务调查及对策[J]. 医学与社会,2012,25(12): 5 - 7.

[74] 肖凤玲,刘玥伶,尹益民. 医学院校图书馆社区信息服务需求调查与分析[J]. 图书情报工作,2011,55(19): 97 - 100.

[75] 苏慧红. 图书馆为老年读者提供健康信息服务的策略探索[J]. 牡丹江教育学院学报, 2014(1): 126 - 127.

[76] 常飞,刘毅,郝彧. 医学院校图书馆健康信息社会化服务及其改进措施[J]. 中华医学图书情报杂志,2015,24(1): 41 - 45.

[77] 陈鹤群. 大数据环境下医疗数据隐私保护面临的挑战及相关技术梳理[J]. 电子技术与软件工程,2014(16): 51 - 53.

[78] 徐敏,万辉,惠朝阳,等. 电子健康档案隐私保护的法律[J]. 解放军医院管理杂志,2014,

21(9)：854－855,886.

[79] 粟丹.论健康医疗大数据中的隐私信息立法保护[J].首都师范大学学报(社会科学版)，2019(6)：63－73.

[80] 林庆云,卢庆梁,包有或.大数据时代个人健康信息法律保护模式探析[J].淮海工学院学报(人文社会科学版),2018,16(7)：19－23.

[81] 吴友富,万岩,范静,等.大数据时代健康信息隐私管理的政府行为研究[J].管理世界，2017(1)：174－175.

[82] Simonds S K. Health education as social policy [J]. Health Educ Monogr, 1974, 2(1)：1－10.

[83] Lynn N B, Allison M P, David A K. Health literacy：a prescription to end confusion [M]. Washington DC：the National Academies Press, 2004：21－58.

[84] Shipman J P, Funk C J. Teachers of Health Information Literacy-Future roles for librarians [C]. World Library & Information Congress：75th IFLA General Conference & Council, 2009.

[85] 赵爱平,贾翌.E 时代公民健康信息素养教育和服务研究[J].图书情报工作,2012,56(7)：68－71,43.

[86] Schroeder C G, Pierpaoli P G. Direct order entry by physicians in a computerized hospital information system [J]. Am J Hosp Pharm, 1986,43(2)：355－359.

[87] Raschke R A, Gollihare B, Wunderlich T A, et al. A computer alert system to prevent injury from adverse drug events：development and evaluation in a community teaching hospital [J]. JAMA, 1998,280(15)：1317－1320.

[88] Chiasson M W, Davidson E. Pushing the contextual envelope：developing and diffusing IS theory for health information systems research [J]. Inform Organ-UK, 2004,14(3)：155－188.

[89] Anderson J G. Social, ethical and legal barriers to e-health [J]. Int J Med Inform, 2007,76(5－6)：480－483.

[90] 王幸岚.英国国民健康信息服务平台的特征及借鉴[J].中国医疗保险,2018(10)：69－72.

[91] 于微微,王珅,曹锦丹.中美网络健康信息服务平台比较研究[J].中国卫生事业管理,2016,33(2)：156－159.

[92] 陈戏墨,林超华,陆慧菁,等.医院多系统异构多应用软件集成平台的研究[J].软件导刊,2011,10(3)：12－14.

[93] 蒋巍巍,王海舜,汪齐舜,等.面向健康体检信息共享的 HL7 接口引擎设计[J].医学信息：上旬刊,2009,22(9)：1701－1703.

[94] 沈剑峰,汪崴,杜平,等.基于卫生信息平台的电子病历信息共享研究和实现[J].中国生物医学工程学报,2013,32(4)：504－507.

[95] 姚维保.公共健康信息的公共获取问题研究[J].图书情报工作,2004,48(5)：10－12.

[96] 马妮.健康中国理念下体医融合健康服务平台构建研究[J].运城学院学报,2018,36(6)：76－78.

[97] 万映利,侯筱蓉.医院微信公众平台信息服务研究[J].医学信息学杂志,2018,39(1)：64－69.

[98] 王计生,贺兆轩,杨晓庆.老年心理健康研究及智能信息服务平台构建[J].成都医学院学

报,2017,12(5)：621－625.

[99] 张娟,王向辉,付然,等.面向大数据的图书馆单元信息知识服务系统研究——以养生知识服务平台为例[J].现代情报,2017,37(10)：49－52.

[100] 胡丽颜.个人健康管理服务信息平台对健康体检人群的作用及分析[J].中西医结合护理(中英文),2017,3(4)：130－132.

[101] 姜树强,张建玲,李玲,等.健康体检信息服务平台的研制与应用[J].人民军医,2014,57(6)：707－708.

[102] 邵双,刘芬,袁玉婷,等.我国在线医疗信息服务平台现状分析——以39健康网、寻医问药网和好大夫在线为例[J].现代商贸工业,2014,26(7)：162－164.

[103] 程志舫,陈玉文.对构建以医药信息为主导的公共健康信息平台的建议[J].中国药房,2013,24(5)：392－394.

[104] 李建魁,史先东,徐梦丹.公众健康信息资源共享服务平台建设思考[J].中国药事,2013,27(3)：258－262.

[105] 王艳军,董海原,郑建中,等.国外区域医疗服务信息平台建设与发展现状分析[J].中华医院管理杂志,2012,28(11)：874－878.

[106] Yao Q, Han X, Max K, et al. Cloud-based hospital information system as a service for grassroots healthcare institutions [J]. J Med Syst, 2014,38(9)：1－7.

[107] 刘诗云.基于物联网和大数据的智能建筑健康信息服务管理系统构建初探[J].中国新通信,2019,21(12)：114.

[108] 杨剑,胡新平,董建成.基于云的区域电子健康档案存储和交换架构[J].医学信息学杂志,2010,31(3)：10－13.

[109] Shen C P, Jigjidsuren C, Dorjgochoo S, et al. A data-mining framework for transnational healthcare system [J]. J Med Syst, 2012, 36(4)：2565－2575.

[110] 孙佰利,米海英,李玲.健康医疗大数据的信息安全保护策略初探[J].现代信息科技,2019,3(19)：156－158.

[111] Murdoch T B, Detsky A S. The inevitable application of big data to health care [J]. JAMA, 2013,309(13)：1351－1352.

[112] 王潇,张爱迪,严谨.大数据在医疗卫生中的应用前景[J].中国全科医学,2015(1)：113－115.

[113] 百度文库.世界各国卫生信息体系建设概况[EB/OL].(2015－06－04)[2020－03－20]. https://wenku. baidu. com/view/01050da53169a4517723a3ed. html.

[114] 中国政府网.中共中央国务院关于深化医药卫生体制改革的意见[EB/OL].(2009－04－06)[2020－03－20]. http://www. gov. cn/jrzg/2009-04/06/content_1278721. htm.

[115] 新华网.健康中国信息服务体系基本形成[EB/OL].[2020－03－20]. http://www. xinhuanet. com/health/2018-05/11/c_1122815479. htm.

[116] 人民网.BAT 逐鹿在线医疗：阿里重医院　百度关健康　腾讯看平台[EB/OL].(2014－09－03)[2020－03－20]. http://sc. people. com. cn/n/2014/0903/c345529-22198882. html.

[117] Leckie G, Pettigrew K. Modelling the information seeking of professionals：a general model derived from research on engineers, health care professionals and lawyers [J]. Libr Quart，1996,66(2)：161－193.

[118] Wilson T D. Models in information behaviour research [J]. J Doc，1999，55(3)：251.

[119] Dervin B. What methodology does to theory：sense-making methodology as exemplar [A]. Fisher K E，Erdelez S，Mckechnie L. Theories of information behavior [C]. Medford：Information Today，2005：25－29.

[120] Gaslikova I. "Information Seeking in Context" and the development of information systems [EB/OL]. [2019－01－05]. http://informationr. net/ir/5-1/paper67. html.

3

老年人健康信息行为的问卷调查研究

　　问卷调查结果是分析老年人健康信息行为的数据基础。本章将针对本研究中问卷调查的各个问题进行详细描述,梳理老年人健康信息行为特征。

3.1　问卷调查说明

3.1.1　问卷设计

　　问卷调查是用户研究中最为常用的方法。它的研究程序是首先根据研究目的设计出调查问卷,然后通过系统的样本抽取确定被调查对象,采取面访、邮寄或者网络调查等手段进行问卷的发放和回收,通过样本的统计分析对研究总体的整体现象和规律进行推论和认识[1]。

　　问卷调查经常与用户访谈相结合,从而达到定量研究和定性研究的统一。同时,问卷调查直接以用户作为研究对象,可以获取更为全面的用户信息。但是,调查问卷的设计、调查方式和时间的选择、调查对象的配合度和主观状态等因素对于问卷调查的有效性和科学性有较大影响。

　　根据问卷调查的特点,本研究在综合前人研究的基础上进行了问卷调查的设计。用户的个人特征(性别、年龄、学历、收入)和环境特征(省份)与用户行为特征密切相关。这些特征构成了被调查者的个人资料,是调查问卷主体的第一部分。

　　根据问卷调查的目的,问卷具体将老年人健康信息行为区分为健康信息获取、健康信息行为习惯、健康信息素养和健康信息服务等 4 个方面共 12 个问题。其中问题 4 和问题 12 提问一致,是属于"测谎题"。

　　对于具体问题的设计原则包括:立足用户,问题的设计和表述便于用户理解;突出重点,问题设计要有针对性;问题以封闭性问题为主,从而充分争取用户的配合和客观回答。这构成了问卷调查的主体部分。

在此基础上,进一步增加指导语,并通过小范围内的面访试调和修改,最终形成了调查问卷的定稿,详见附录一调查问卷。

3.1.2 调查实施

问卷调查采用线上结合线下的调查方式,从 2015 年 12 月开始,一共持续了近 30 个月时间。后期根据研究需要,为保证样本数量及各地区老年人口占比符合分层抽样要求,本研究于 2020 年进行了补充问卷调查,主要是针对中部、西部和东北等地区的老年人群进行调查。主要通过以下几个途径发布调查问卷:

1) 现场发布问卷

考虑到老年人使用习惯的特点,为防止出现统计结果偏差,本研究主要采用了现场发放纸质调查问卷的方法。在不同城市的居民住宅小区,老年医院现场发放问卷,当中发放调查问卷 4 500 份,回收 4 328 份,问卷回收率达到 96.18%。然后按照无效问卷鉴别的三个标准,即超过 1/3 的问题没有回答的、回答无明显变化的、经测谎题验证回答前后矛盾的,最后确定有效问卷 4 101 份,纳入问卷统计结果,问卷有效率达到 94.76%。

2) 通过微信发布

微信是当下最为流行的一款即时通信和社交 APP,由腾讯公司于 2011 年 1 月 21 日推出。市场研究公司 On Device 调查显示,微信在中国大陆的市场渗透率达 93%[2]。根据腾讯公司官方发布的《2017 微信数据报告》,截至 2017 年 9 月,微信日登录用户超 9 亿,其中老年用户超过 5 000 万[3]。鉴于大量老年人也是微信用户的实际使用者,本研究也利用微信这一工具开展问卷调查,通过研究组成员选择 50 岁以上人群,推送在线问卷调查表,共回收调查问卷 1 809 份,其中有效问卷 1 797 份。

3) 通过 E-mail 发布

本研究的问卷调查还通过电子邮件发放问卷调查表。该方式便于受访者自主地安排填写和回复时间,争取获得受访者的充分理解和支持。同时电子邮件调查的成本相对较低,回收速度快,而且保密性好,基本不受调查人员的影响[4]。为了保证调查的科学性和客观性,在老年人电子邮件地址的来源获取上,本研究选择了第二军医大学、长海医院、长征医院、上海市杨浦区老年医院、贵医附院、武汉某部队医院等单位 50 岁以上人群(包括工作人员及患者)的 Email 地址,发送调查问卷邀请信(详见附录三)。总共发放了 332 个 Email,回收有效问卷 103 份。

3.1.3　问卷处理

本研究线上及线下采用统一的问卷,所有有效问卷结果全部输入 Excel 表格,再请专业统计人员利用专业统计软件进行数据的统计分析。

问卷分析使用最为常用的统计分析软件 SPSS 和 SAS,主要的分析工具有频次分析、均值和标准差分析、Spearman 相关分析等。数据分析的展示主要采取表格、圆饼图、线图、条形图等。统计表中使用的符号有:N 用于表示统计人数,M 表示平均值,SD 表示标准差。

3.1.4　样本基本情况

本次研究中老年人问卷调查的样本规模为 6 001,超过了 99％置信区间、2％抽样容许误差条件下所要求的 4 147 的样本规模[5]。调查实施过程中,在调查对象的确定上根据样本结构进行了有针对性地控制,但总体上仍然是一个由自愿接受调查的人员直接组成的自愿样本,这使得参加调查的大多是调查内容的关心者,保证了问卷的质量。

1) 样本性别比例

本次问卷调查收集的 6 001 份问卷中,性别分布为:男性共 2 701 人,占总调查人数的 45.01％;女性共 3 300 人,占总调查人数的 54.99％(见图 3-1)。

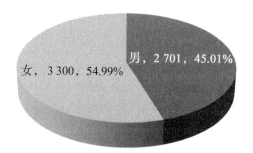

图 3-1　调查样本性别比例图

2) 样本年龄结构

从年龄分布情况上看调查人群数量随年龄增加而逐步减少,这也比较符合人群分分布的客观现实,具体来说:50～59 岁年龄组共 1 639 人,占总调查人数的 27.31％;60～69 岁年龄组共 2 845 人,占总调查人数的 47.41％;70～79 岁年龄组共 1 025 人,占总调查人数的 17.08％;80 岁以上年龄组共 492 人,占总调查人数的 8.2％(见表 3-1)。

表 3-1　调查样本年龄分布情况

选项	小计	比例	
50～59 岁	1 639		27.31%
60～69 岁	2 845		47.41%
70～79 岁	1 025		17.08%
≥80 岁	492		8.2%
本题有效填写人次	6 001		

3) 样本学历

从调查结果显示,被调查的老年人文化程度基本呈正态分布,大部分具有高中以上学历,有 3 344 人(55.72%)。其中高中最多,占总样本数的 29.01%,接下来依次是初中的 25.96% 和大学的 22.61%(见图 3-2)。

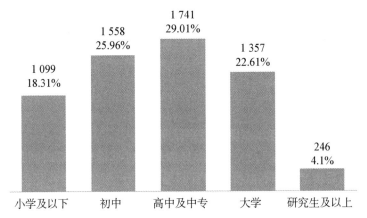

图 3-2　调查样本学历结构图

4) 样本收入结构

从调查结果显示,被调查的老年人月收入最大区间依次为 2 001～3 000 元(1 738 人,占比 28.96%),1 000～2 000 元(1 563 人,占比 26.05%),3 001～5 000元(1 058 人,占比 17.63%),与我国老年人收入客观情况基本一致,符合正态分布(见表 3-2)。

表 3-2　调查样本收入情况

选项	小计	比例	
<1 000 元	984		16.40%
1 000～2 000 元	1 563		26.05%
2 001～3 000 元	1 738		28.96%
3 001～5 000 元	1 058		17.63%
>5 000 元	658		10.96%
本题有效填写人次	6 001		

5) 样本的来源省份

从调查结果显示,被调查的老年人来自全国 30 个省市自治区(香港、澳门和台湾没有列入本研究统计范围),其中样本量最大的为上海 804 人。西藏没有调查样本量(见表 3-3)。

表 3-3　调查样本来源省份情况

编号	选项	小计	比例
1	安徽	378	6.30%
2	北京	254	4.23%
3	重庆	254	4.23%
4	福建	86	1.43%
5	甘肃	70	1.17%
6	广东	268	4.47%
7	广西	144	2.40%
8	贵州	252	4.20%
9	海南	46	0.77%
10	河北	150	2.50%
11	河南	222	3.70%
12	黑龙江	181	3.02%
13	湖北	335	5.58%
14	湖南	352	5.87%
15	吉林	159	2.65%

编号	选项	小计	比例
16	江苏	220	3.67％
17	江西	146	2.43％
18	辽宁	213	3.55％
19	内蒙古	80	1.33％
20	宁夏	36	0.60％
21	青海	30	0.50％
22	山东	148	2.47％
23	山西	130	2.17％
24	陕西	168	2.80％
25	上海	804	13.40％
26	四川	314	5.23％
27	天津	30	0.50％
28	新疆	60	1.00％
29	西藏	0	0％
30	云南	135	2.25％
31	浙江	336	5.60％

3.2 老年人信息行为问卷调查结果

3.2.1 健康信息获取

1）老年人需要哪类健康信息

老年人查找健康信息的目的主要是通过健康信息的获取和应用，保证自身及家人的健康问题得到解决。调查显示大多数老年人最为关心的信息类型是有关"养生及健身"的健康信息（占 65.29％），其次较为关心的是有关"疾病及治疗"的健康信息（占 63.56％），最后是关于医院及医生的健康信息（占 47.88％）。选择"其他"项，经了解主要是关于医保、挂号等的信息，也可以归入前列选项。调查结果说明当前老年人获取健康信息的主要目的是预防疾病和维护健康，这与我国新时期卫生工作方针中"以预防为主"的理念相契合。同时，三种类型的健康信息所占的比重相差不大，这一方面是因为本题是多选题，另一方面也部分反映了老年人健康信息需求的多样性（见图 3 - 3）。

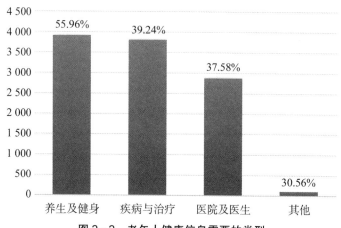

图 3-3　老年人健康信息需要的类型

2) 获取健康信息的途径

由图 3-4 反映的情况来看,老年人获取健康信息的途径较为分散。运用电脑、手机网络获取健康信息是老年人获取健康信息最为常见的途径,占 64.07%;排名第二的是看电视、听广播,占 59.24%;接下来依次是书报杂志(49.33%)、亲友(41.24%)和医护人员(38.79%)。这与老年人群的网络普及率不断提升,日常生活中经常接触广播、电视有关。

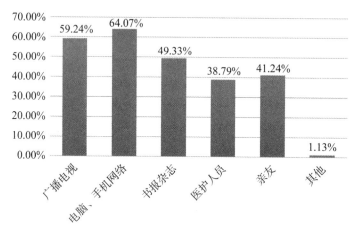

图 3-4　老年人获取健康信息的途径

3) 健康信息获取途径的信任度

当被问及"你最相信哪里获取的健康信息"时,最受老年人信赖的是医护人员,占 55.24%,这可能与医护人员具有较为专业的医学背景有关;其次受老年人信赖的信息源是广播电视和书报杂志,分别占 42.24% 和 37.04%,可见传统媒体对老年人的影响力还是比较大的;而亲友和网络则占比较低,分别为 31.11% 和 26.85%,特别是网络作为老年人使用最多的健康信息来源,但是信任度却最低,这客观地反映了当前网络上健康信息的质量的确不容乐观,同时大多数老年人也发现了网络上健康信息质量不高的问题(见图 3-5)。

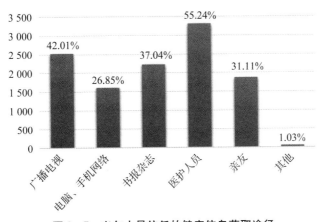

图 3-5　老年人最信任的健康信息获取途径

4) 老年人健康信息的满足率

当被问及"你获取的全部健康信息满足你实际信息需求的比例为多少"时,回答"基本满足"和"完全满足"的分别占 30.53% 和 3.33%,加起来相当于被调查对象的三分之一;回答"一半"和"比较低"的分别占 37.79% 和 28.35%,占据了被调查对象的大部分。这说明大多数老年人所获取的健康信息量与实际所需的健康信息量之间是存在较大差距的,这也佐证了老年人获取健康信息的能力有所欠缺的研究假设(见图 3-6)。

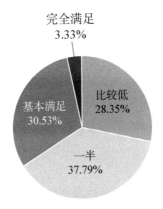

图 3-6　老年人健康信息的满足率

3.2.2 健康信息行为习惯

1) 老年人是否亲自收集、获取健康信息

根据本研究的调查结果(见图 3-7)。当被问及"你亲自收集、获取健康信息吗"时,回答"亲自收集信息"的老年人占到 66.37%,说明大多数老年人还是具有较强的独立性的,愿意身体力行主动收集健康信息。

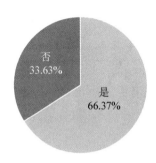

图 3-7 老年人是否亲自收集健康信息

2) 老年人平时获取健康信息的习惯

老年人对健康信息的需求是巨大的,但是当被问及"你平时获取健康信息的习惯如何"时,有 50.92% 的被调查对象表示自己平时会收集和保存健康信息,而 8.2% 的老年人不收集和保存健康信息,这也说明老年人对健康信息的重要性认识还不到位,健康信息服务机构还需要进一步做好宣传工作,推动更多的老年人养成平时积累健康信息的良好习惯。

当然从调查中也可以看到 10.11% 的老年人非常重视健康信息的使用,已经开始定制商业化的健康信息服务,这说明健康信息服务市场有巨大的潜力可发展(见图 3-8)。

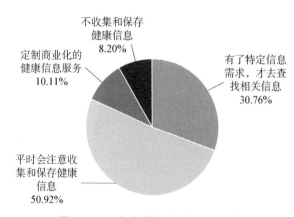

图 3-8 老年人获取健康信息的习惯

3) 健康信息共享情况

健康信息共享是考查老年人健康信息行为中一个比较有趣的话题,一般而言在社会生活中分享信息的行为虽然被鼓励,然而实际上主动分享信息资源的行为并不多,特别是有关健康的信息往往和个人隐私有关。老年人是否愿意共享健康信息呢?从实际调查结果来看,老年人的信息共享意愿并不低,完全不分享健康信息的被调查者只有 8.83%,但是完全分享的也仅有 26.31%,大部分老年人(64.86%)选择与别人分享一部分健康信息(见图 3-9)。

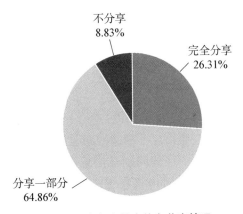

不分享
8.83%

完全分享
26.31%

分享一部分
64.86%

图 3-9 老年人健康信息共享情况

3.2.3 健康信息素养

美国《高等教育信息素养能力标准》中将信息素养(information literacy)定义为"信息素养是一种能力,这种能力要求人们能够认知到何时需要信息,并且有确定、评价和有效利用信息的能力[6]",而健康信息素养就是人们能够认知到何时需要信息,并且有确定、评价和有效利用信息的能力。老年人健康信息素养对他们的健康信息行为有巨大的影响。

1) 老年人对获取健康信息能力的自我评价

从调查结果上看,大部分老年人对自己获取健康信息能力的评价并不高(见图 3-10)。

自评为很有能力和有能力的分别为 2.7% 和 31.64%;而自评为有一点能力的最多,共有 47.96%;自评为没有能力的也有 17.7%。这说明老年人获取健康信息的能力还不容乐观。结合老年人健康信息满足实际信息需求的比例不高的情况,说明老年人的健康信息素养不高。

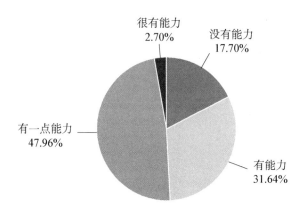

图 3‒10　老年人对获取健康信息能力的自我评价

2) 获取健康信息的障碍

对于健康信息获取结果不理想的原因,本研究设置了 4 个常见的障碍选项,从结果来看(见图 3‒11),健康信息不准确的问题最多,占到 55.96%。这说明老年人在获取健康信息时最为关注的问题是信息准确与否,因此健康信息服务主体在提供老年人健康信息服务时应该在提高信息的准确性上多下功夫。另外 39.24% 的老年人说找不到,这也再次反映了老年人健康信息素养不高的现实。而 37.58% 的老年人认为获取健康信息的费用太高,说明这部分老年人对健康信息获取的费用敏感度较高。30.56% 的被调查人员觉得是花费时间过多,这也可能是老年人的信息检索及获取能力较差造成的。

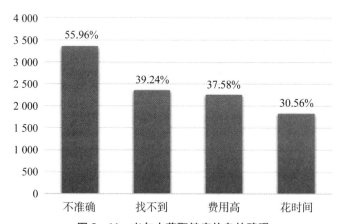

图 3‒11　老年人获取健康信息的障碍

3.2.4 健康信息服务

1) 健康信息提供机构选择

当被问及"你希望哪类机构专门提供健康信息"时,回答"医疗机构"的占到被调查对象的 72.79%;其次分别是"政府部门"(占 48.63%)和"公益机构或图书馆"(占 32.09%);回答"商业公司"的最少,仅占被调查者的 18.96%。这说明大多数老年人还是希望具有专业医学背景的医疗机构能为其提供健康信息,不希望纯粹以营利为目的的商业公司过多地参与老年人健康信息服务行业(见图 3-12)。

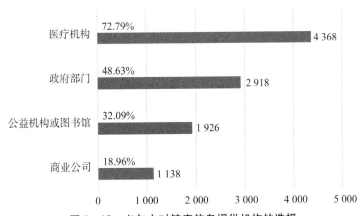

图 3-12 老年人对健康信息提供机构的选择

2) 老年人是否愿意为健康信息服务付费

健康信息服务业的发展与商业化密不可分,而老年人是否愿意为健康信息服务付费是这一问题的关键。在调查中,当老年人被问及"你愿意为健康信息服务付费吗"时,回答"愿意"和"不愿意"的被调查者分别占总数的 52.06%(3 124 个样本)和 47.94%(2 877 个样本)(见图 3-13)。

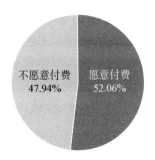

图 3-13 老年人对健康信息服务的付费意愿

从数据结果看起来有近一半的老年人不愿意为健康信息服务付费,但在实际与部分老年人访谈后了解到,许多老年人选择"不愿意付费"是由于担心费用过高和不能从医保报销,如果费用合理,他们还是愿意为健康信息付费的。

3.3　相关因素统计学分析

本课题对问卷调查情况进行了相关因素的统计学分析,为保证统计的准确性,分别由两名课题组成员将调查问卷录入 Excel 2007 数据库,并安排第 3 位课题组成员对照审核,然后请统计专业人员用 SPSS 或 SAS 软件进行统计分析,对调查对象的人口学特征与健康信息行为进行统计学描述、卡方检验和方差分析,检验差异是否有统计学意义。本研究选取的个人统计变量有性别、年龄、所在省份(地区)、收入、学历 5 个观测变量(见表 3－4)。

表 3－4　变量描述

变量	变 量 描 述
性别	1＝男,2＝女
年龄	1＝50～59 岁,2＝60～69 岁,3＝70～79 岁,4＝80 岁以上
收入	1＝1 000 元以下,2＝1 000～2 000 元,3＝2 001～3 000 元,4＝3 001～5 000 元,5＝5 000 元以上
学历	1＝小学及以下,2＝初中,3＝高中及中专,4＝大学,5＝研究生及以上
省份	1＝安徽,2＝北京,3＝重庆,4＝福建,5＝甘肃,6＝广东,7＝广西,8＝贵州,9＝海南,10＝河北,11＝河南,12＝黑龙江,13＝湖北,14＝湖南,15＝吉林,16＝江苏,17＝江西,18＝辽宁,19＝内蒙古,20＝宁夏,21＝青海,22＝山东,23＝山西,24＝陕西,25＝上海,26＝四川,27＝天津,28＝新疆,29＝西藏,30＝云南,31＝浙江

分析方法:采用逐步 logistic 回归分析,入选标准为 0.05,剔除标准为 0.10。在各项指标的多因素分析中,"—"代表经检验被剔除的因素,即对所检测指标的影响是无统计学意义的;省份需要全部纳入,将上海作为对照比较的省份,进行两省之间的差异分析。对于本研究调查所列出的 11 个问题,根据对信息行为的表征程度以及研究的需要选择 5 个关键问题进行考察(见表 3－5)。

表 3-5　健康信息行为考察问题表

问题编号	问 题 描 述
问题 1	手机及网络这一健康信息获取途径的使用
问题 2	健康信息满足率
问题 3	是否亲自获取健康信息
问题 4	信息能力的自我评价
问题 5	是否愿意为健康信息服务付费

3.3.1　性别对老年人健康信息行为及服务的影响

根据表 3-6 的结果可知,问题 1、2、4 经统计检验,表明性别对所检测指标的影响无统计学意义。

而在问题 3"是否亲自获取健康信息"这一问题上,OR 值为 0.669,说明女性亲自获取健康信息的可能性是男性的 66.9%,即男性亲自获取健康信息的比例比女性更高。

在问题 5"是否愿意为健康信息服务付费"这一问题上,OR 值为 0.753,说明女性亲自获取健康信息的可能性是男性的 75.3%,即男性的付费意愿比女性更高。

表 3-6　性别对健康信息行为考察问题的影响

问题	变量属性	偏回归系数	标准误	Wald 卡方值	P 值	OR 值	95%置信区间	
							下限	上限
1	男	—	—	—	—	—	—	—
	女							
2	男	—	—	—	—	—	—	—
	女							
3	男							
	女	−0.402 1	0.061 2	43.173 9	<0.000 1	0.669	0.593	0.754
4	男	—	—	—	—	—	—	—
	女							
5	男							
	女	−0.284	0.054 9	26.795 5	<0.000 1	0.753	0.676	0.838

3.3.2　年龄对老年人健康信息行为及服务的影响

根据表 3-7 的结果可知,问题 2、4 经统计检验,表明年龄对所检测指标的影响无统计学意义。

在问题 1"手机及网络这一健康信息获取途径的使用"这一问题上,OR 值为 0.537,说明年龄每提高一个等级,使用手机及网络的可能性为上一年龄段的 53.7%,即年龄越大,使用手机及网络的可能性越小。

在问题 3"是否亲自获取健康信息"这一问题上,OR 值为 0.877,说明年龄每提高一个等级,亲自获取健康信息的可能性是上一年龄段老年人的 87.7%,即年龄越大,亲自获取健康信息的比例越低。

在问题 5"是否愿意为健康信息服务付费"这一问题上,OR 值为 0.911,说明年龄每提高一个等级,健康信息服务的付费意愿是上一年龄段老年人的 91.1%,即年龄越大,付费意愿越低。

表 3-7　年龄对健康信息行为考察问题的影响

问题	变量属性	偏回归系数	标准误	Wald 卡方值	P 值	OR 值	95%置信区间	
							下限	上限
1	50~59 岁 60~69 岁 70~79 岁 ≥80 岁	−0.620 9	0.038 3	263.080 6	<0.000 1	0.537	0.499	0.579
2	50~59 岁 60~69 岁 70~79 岁 ≥80 岁	—	—	—	—	—	—	—
3	50~59 岁 60~69 岁 70~79 岁 ≥80 岁	−0.131 3	0.035 2	13.894 3	0.000 2	0.877	0.819	0.94
4	50~59 岁 60~69 岁 70~79 岁 ≥80 岁	—	—	—	—	—	—	—
5	50~59 岁 60~69 岁 70~79 岁 ≥80 岁	−0.093 3	0.031 9	8.543 1	0.003 5	0.911	0.856	0.97

本研究对样本年龄因素进行了统计学分析,根据显著性检验,年龄对样本健康信息行为的影响呈现差异化,即有些问题影响显著,有统计学意义,而有些问

题影响不显著。为了更详细地说明这一情况,本研究还将进行准老年人与老年人的分组对比。

3.3.3 学历对老年人健康信息行为及服务的影响

根据表3-8的结果可知,表明学历对所检测指标影响有统计学意义,全部呈正相关关系。

在问题1"手机及网络这一健康信息获取途径的使用"这一问题上,OR值为1.572,说明学历每提高一个等级,使用手机及网络的可能性为157.2%,即学历越高,使用手机及网络的可能性越大。

在问题2"健康信息满足率"这一问题上,OR值为1.338,说明学历每提高一个等级,健康信息满足率是上一学历段老年人的133.8%,即学历越高,健康信息满足率越高。

在问题3"是否亲自获取健康信息"这一问题上,OR值为1.312,说明学历每提高一个等级,亲自获取健康信息的可能性提升为131.2%,即学历越高,亲自获取健康信息的比例越高。

在问题4"信息能力的自我评价"这一问题上,OR值为1.081,说明学历每提高一个等级,信息能力的自我评价是上一学历段老年人的108.1%,即学历越高,信息能力自我评价越高。

在问题5"是否愿意为健康信息服务付费"这一问题上,OR值为1.185,说明学历每提高一个等级,健康信息服务的付费意愿是上一学历段老年人的118.5%,即学历越高,付费意愿越高。

表3-8 学历对健康信息行为考察问题的影响

问题	变量属性	偏回归系数	标准误	Wald卡方值	P值	OR值	95%置信区间 下限	上限
1	小学及以下 初中 高中及中专 大学 研究生及以上	0.4525	0.0327	191.5043	<0.0001	1.572	1.475	1.676
2	小学及以下 初中 高中及中专 大学 研究生及以上	0.2915	0.0254	131.5135	<0.0001	1.338	1.273	1.407

（续表）

问题	变量属性	偏回归系数	标准误	Wald卡方值	P值	OR值	95%置信区间 下限	95%置信区间 上限
	小学及以下							
	初中							
3	高中及中专	0.2713	0.0315	73.9603	<0.0001	1.312	1.233	1.395
	大学							
	研究生及以上							
	小学及以下							
	初中							
4	高中及中专	0.0782	0.0257	9.2582	0.0023	1.081	1.028	1.137
	大学							
	研究生及以上							
	小学及以下							
	初中							
5	高中及中专	0.1701	0.0248	46.8959	<0.0001	1.185	1.129	1.244
	大学							
	研究生及以上							

这一研究结果也与已有的文献结果一致。因为文化程度高的老年人（本研究中主要是学历为大学生或研究生），健康信息意识较强，健康信息获取途径多，信息组织能力好，对健康信息的评价能力较强，注重对健康隐私的保护，因而能较好地利用健康信息，作出健康决策。

3.3.4 收入对老年人健康信息行为及服务的影响

问卷中将老年人的月收入分成个5个层次，分别为：小于1000元，1001～2000元，2001～3000元，3001～5000元，大于5000元。通过统计学检验的结果得知（见表3-9），除问题5经统计检验，表明收入对所检测指标影响无统计学意义外，收入对其他问题的影响有统计学意义，全部呈正相关关系。

在问题1"手机及网络这一健康信息获取途径的使用"这一问题上，OR值为1.652，说明收入每提高一个等级，使用手机及网络的可能性为165.2%，即收入越高，使用手机及网络的可能性越大。

在问题2"健康信息满足率"这一问题上，OR值为1.193，说明收入每提高一个等级，健康信息满足率是上一收入段老年人的119.3%，即收入越高，健康信息满足率越高。

在问题3"是否亲自获取健康信息"这一问题上,OR值为1.277,说明收入每提高一个等级,亲自获取健康信息的可能性提升为127.7%,即收入越高,亲自获取健康信息的比例越高。

在问题4"信息能力的自我评价"这一问题上,OR值为1.071,说明收入每提高一个等级,信息能力的自我评价是上一收入等级老年人的107.1%,即收入越高,信息能力自我评价越高。

表3-9 收入对健康信息行为考察问题的影响

问题	变量属性	偏回归系数	标准误	Wald卡方值	P值	OR值	95%置信区间	
							下限	上限
1	<1 000 元 1 000～2 000 元 2 001～3 000 元 3 001～5 000 元 >5 000 元	0.502 1	0.032 6	237.024 2	<0.000 1	1.652	1.55	1.761
2	<1 000 元 1 000～2 000 元 2 001～3 000 元 3 001～5 000 元 >5 000 元	0.176 5	0.024 3	52.928 8	<0.000 1	1.193	1.138	1.251
3	<1 000 元 1 000～2 000 元 2 001～3 000 元 3 001～5 000 元 >5 000 元	0.244 4	0.030 2	65.620 1	<0.000 1	1.277	1.204	1.355
4	<1 000 元 1 000～2 000 元 2 001～3 000 元 3 001～5 000 元 >5 000 元	0.068 4	0.024 7	7.687 2	0.005 6	1.071	1.02	1.124
5	<1 000 元 1 000～2 000 元 2 001～3 000 元 3 001～5 000 元 >5 000 元	—	—	—	—	—	—	—

综合本调查结果和已有的研究成果,认为收入水平对健康信息行为水平有

影响。收入较高的老年人在健康信息获取和利用方面的投入相对也会较多,掌握的健康信息获取技能比较多,健康信息来源广泛,更容易获取健康信息,因此,收入较高的老年人健康信息行为水平与其他人群相比表现较好。

3.3.5 省份对老年人健康信息行为及服务的影响

问卷中将老年人按来源分成 31 个省(直辖市/自治区),除西藏没有调查数据外,各省份全部纳入统计检验,将上海作为对照比较的省份,进行两省之间的差异分析。选择上海作为对照省份的原因主要有:本次调查中单个省份样本量最多,比较有代表性;上海 2018 年人均寿命 80.26 岁,排名全国第一[7];2019 年上海市民总体健康素养水平达 32.31%,继续保持全国领先水平[8]。

在问题 1"手机及网络这一健康信息获取途径的使用"中,通过统计学检验的结果得知,各省之间对所检测指标的影响(与上海对照)仅有 10 个省份差异有统计学意义(见表 3-10)。可以看到除江苏外,其他 9 个省份分布在中部(2)、西部(5)和东北(2)。OR 值说明该省被调查样本手机网络作为健康信息获取途径与上海的比值。

表 3-10 省份对健康信息行为考察问题 1 的影响

变量属性	偏回归系数	标准误	Wald 卡方值	P 值	OR 值	95% 置信区间	
						下限	上限
重庆 vs 上海	−0.540 9	0.168 2	10.340 2	0.001 3	0.582	0.419	0.810
广西 vs 上海	0.688 0	0.227 7	9.131 2	0.002 5	1.990	1.273	3.109
湖北 vs 上海	−0.707 5	0.154 5	20.972 8	<0.000 1	0.493	0.364	0.667
湖南 vs 上海	0.595 1	0.166 0	12.851 7	0.000 3	1.813	1.310	2.510
江苏 vs 上海	−0.478 5	0.181 0	6.990 4	0.008 2	0.620	0.435	0.884
吉林 vs 上海	−1.055 7	0.202 4	27.219 6	<0.000 1	0.348	0.234	0.517
辽宁 vs 上海	−0.353 0	0.178 2	3.922 7	0.047 6	0.703	0.495	0.996
青海 vs 上海	−1.769 2	0.466 0	14.412 2	0.000 1	0.170	0.068	0.425
陕西 vs 上海	−0.448 6	0.202 7	4.895 9	0.026 9	0.639	0.429	0.950
云南 vs 上海	−0.833 2	0.213 4	15.243 6	<0.000 1	0.435	0.286	0.660

在问题 2"健康信息满足率"中,通过统计学检验的结果得知,各省之间对所检测指标的影响(与上海对照)仅有 8 个省份差异有统计学意义(见表 3-11)。可以看到各省分布在东部(1)、中部(2)、西部(4)和东北(1)。OR 值说明该省被调查样本健康信息满足率与上海的比值。值得注意的是各省满足率与上海的比值高低不均,与各省健康生活综合指数排名不一致,经过分析,这主要是因为不

同地区(省份)的老年人对健康生活要求差异性大,比如发达地区对健康信息的需求更多,因此对于健康信息满足率要求也更高,反而出现健康信息满足率不如欠发达地区(省份)的情况的出现。

表 3-11 省份对健康信息行为考察问题 2 的影响

变量属性	偏回归系数	标准误	Wald卡方值	P 值	OR 值	95%置信区间	
						下限	上限
广西 *vs* 上海	−0.730 9	0.171 5	18.163 7	<0.000 1	0.481	0.344	0.674
河南 *vs* 上海	0.355 8	0.140 9	6.374 1	0.011 6	1.427	1.083	1.881
湖南 *vs* 上海	−0.266 0	0.119 7	4.941 2	0.026 2	0.766	0.606	0.969
吉林 *vs* 上海	0.496 7	0.162 0	9.400 5	0.002 2	1.643	1.196	2.257
内蒙古 *vs* 上海	0.467 5	0.218 0	4.599 2	0.032 0	1.596	1.041	2.447
宁夏 *vs* 上海	0.782 5	0.316 8	6.100 6	0.013 5	2.187	1.175	4.069
山东 *vs* 上海	−0.363 4	0.166 2	4.782 5	0.028 8	0.695	0.502	0.963
云南 *vs* 上海	−0.517 4	0.174 6	8.785 3	0.003 0	0.596	0.423	0.839

在问题 3"是否亲自获取健康信息"这一问题上,通过统计学检验的结果得知,各省之间对所检测指标的影响(与上海对照)有 15 个省差异有统计学意义(见表 3-12)。可以看到各省分布在东部(4)、中部(3)、西部(7)和东北(1)。OR值表示该省被调查样本亲自获取健康信息的比例与上海的比值,可以看到大部分(13 个省)有统计学差异的省份亲自获取健康信息的比例都低于上海。

表 3-12 省份对健康信息行为考察问题 3 的影响

变量属性	偏回归系数	标准误	Wald卡方值	P 值	OR 值	95%置信区间	
						下限	上限
重庆 *vs* 上海	−1.257 2	0.157 0	64.110 5	<0.000 1	0.284	0.209	0.387
福建 *vs* 上海	−0.818 2	0.243 6	11.278 9	0.000 8	0.441	0.274	0.711
广东 *vs* 上海	−0.487 4	0.159 0	9.401 0	0.002 2	0.614	0.450	0.839
广西 *vs* 上海	0.528 2	0.228 3	5.354 2	0.020 7	1.696	1.084	2.653
黑龙江 *vs* 上海	−0.719 8	0.180 5	15.910 6	<0.000 1	0.487	0.342	0.693
河南 *vs* 上海	−0.409 1	0.168 1	5.919 1	0.015 0	0.664	0.478	0.924
湖南 *vs* 上海	1.052 8	0.184 4	32.587 1	<0.000 1	2.866	1.996	4.113
江苏 *vs* 上海	−0.438 2	0.168 8	6.735 3	0.009 5	0.645	0.463	0.898
江西 *vs* 上海	−0.800 7	0.193 5	17.120 5	<0.000 1	0.449	0.307	0.656

（续表）

变量属性	偏回归系数	标准误	Wald卡方值	P值	OR值	95%置信区间	
						下限	上限
内蒙古 vs 上海	−1.0876	0.2457	19.6004	<0.0001	0.337	0.208	0.545
陕西 vs 上海	−1.7782	0.1893	88.2812	<0.0001	0.169	0.117	0.245
四川 vs 上海	−0.3801	0.1489	6.5158	0.0107	0.684	0.511	0.916
天津 vs 上海	−0.7982	0.3959	4.0650	0.0438	0.450	0.207	0.978
新疆 vs 上海	−1.0389	0.2873	13.0758	0.0003	0.354	0.201	0.621
云南 vs 上海	−1.5320	0.2084	54.0234	<0.0001	0.216	0.144	0.325

在问题4"信息能力的自我评价"中，通过统计学检验的结果得知，各省之间对所检测指标的影响（与上海对照）有13个省份差异有统计学意义（见表3-13）。可以看到各省分布在东部（3）、中部（2）、西部（7）和东北（1）。OR值说明该省被调查样本健康信息能力自评与上海的比值。值得注意的是各省满足率与上海比值高低不均，与各省健康生活综合指数排名不一致，经过分析，这主要是因为不同地区（省份）的老年人对健康生活要求差异性大，比如发达地区对自我要求高，因此对于健康信息能力的自评反而低，反而出现健康信息能力自评不如欠发达地区（省份）的情况。

表3-13　省份对健康信息行为考察问题4的影响

变量属性	偏回归系数	标准误	Wald卡方值	P值	OR值	95%置信区间	
						下限	上限
北京 vs 上海	−0.6458	0.1342	23.1504	<0.0001	0.524	0.403	0.682
重庆 vs 上海	−0.3249	0.1357	5.7342	0.0166	0.723	0.554	0.943
海南 vs 上海	−0.7995	0.2798	8.1634	0.0043	0.450	0.260	0.778
湖北 vs 上海	−0.3517	0.1232	8.1545	0.0043	0.703	0.553	0.896
吉林 vs 上海	−0.6207	0.1619	14.6943	0.0001	0.538	0.391	0.738
内蒙古 vs 上海	−0.5571	0.2178	6.5433	0.0105	0.573	0.374	0.878
宁夏 vs 上海	−0.8019	0.3151	6.4755	0.0109	0.448	0.242	0.832
山东 vs 上海	0.4101	0.1765	5.4004	0.0201	1.507	1.066	2.130
山西 vs 上海	−0.4056	0.1764	5.2845	0.0215	0.667	0.472	0.942
陕西 vs 上海	−0.3412	0.1599	4.5531	0.0329	0.711	0.520	0.973
四川 vs 上海	−0.3621	0.1254	8.3315	0.0039	0.696	0.544	0.890
新疆 vs 上海	−0.7273	0.2476	8.6308	0.0033	0.483	0.297	0.785
云南 vs 上海	−0.7965	0.1738	20.9988	<0.0001	0.451	0.321	0.634

在问题5"是否愿意为健康信息服务付费"中,通过统计学检验的结果得知,各省之间对所检测指标的影响(与上海对照)有16个省份差异有统计学意义(见表3-14)。可以看到各省分布在东部(5)、中部(4)、西部(5)和东北(2)。OR值说明该省被调查样本健康信息能力自评与上海的比值。值得注意的是各省(除贵州外)为健康信息服务付费的意愿普遍高于上海,这是否与上海老年人的经济观念有关,值得在后续访谈研究中探讨。

表3-14 省份对健康信息行为考察问题5的影响

变量属性	偏回归系数	标准误	Wald卡方值	P值	OR值	95%置信区间	
						下限	上限
安徽 vs 上海	0.8523	0.1297	43.1679	<0.0001	2.345	1.819	3.024
北京 vs 上海	0.7545	0.1491	25.6022	<0.0001	2.127	1.588	2.848
甘肃 vs 上海	0.6097	0.2548	5.7266	0.0167	1.840	1.117	3.031
广东 vs 上海	0.2888	0.1431	4.0700	0.0437	1.335	1.008	1.767
广西 vs 上海	0.5134	0.1842	7.7663	0.0053	1.671	1.165	2.398
贵州 vs 上海	−0.5078	0.1543	10.8372	0.0010	0.602	0.445	0.814
河南 vs 上海	0.3515	0.1540	5.2123	0.0224	1.421	1.051	1.922
湖南 vs 上海	0.6613	0.1311	25.4320	<0.0001	1.937	1.498	2.505
江苏 vs 上海	0.3669	0.1542	5.6606	0.0174	1.443	1.067	1.952
江西 vs 上海	0.4876	0.1823	7.1535	0.0075	1.628	1.139	2.328
吉林 vs 上海	0.7336	0.1788	16.8432	<0.0001	2.083	1.467	2.956
辽宁 vs 上海	0.7579	0.1591	22.7006	<0.0001	2.134	1.562	2.914
山东 vs 上海	0.6730	0.1839	13.3867	0.0003	1.960	1.367	2.811
四川 vs 上海	1.2482	0.1447	74.4386	<0.0001	3.484	2.624	4.627
云南 vs 上海	1.0032	0.1962	26.1451	<0.0001	2.727	1.856	4.006
浙江 vs 上海	0.8056	0.1348	35.7176	<0.0001	2.238	1.718	2.915

本研究对样本来源省份进行了统计学分析,根据显著性检验,总体上省份因素对样本信息行为影响呈现差异化。这与各省的经济、文化、环境等诸多因素不同相关,很难仅从地域区别来判定各省老年人群的健康信息行为的差异。为了更详细地分析不同地域老年人健康信息行为的特点,本研究还进行了各地区老年人的分组对比。

3.4 老年人与准老年人健康信息行为对比分析

老年人是一个"横断面"概念,即随着时间变化,老年人的具体范围也会随之变化。为了动态地了解老年人健康信息行为的特点,本研究在设计之初就将50～59岁准老年人纳入调查范围,并进行了合并分析。下面对老年人(60岁及以上)与准老年人(50～59岁)人口学变量和健康行为的相关数据进行对比分析,以便于更准确地把握老年人和准老年人健康信息行为的差别,发现各自健康信息行为的特点,为相关部门进行预测性决策提供参考。

3.4.1 老年人与准老年人基本人口学变量对比

本次研究中60岁及以上老年人问卷调查的样本规模为4 362人,50～59岁准老年人样本数为1 639人,均超过了99%置信区间、4%抽样容许误差条件下所要求的1 037的样本规模[5]。

表3-15 老年人与准老年人样本基本特征

变量	60岁及以上老年人(4 362人)		50～59岁准老年人(1 639人)	
	样本数	百分比	样本数	百分比
性别				
男	2 003	45.92%	698	42.59%
女	2 359	54.08%	941	57.41%
文化程度				
小学及以下	970	22.24%	129	7.87%
初中	1 243	28.50%	315	19.22%
高中及中专	1 228	28.15%	513	31.30%
大学	783	17.95%	574	35.02%
研究生及以上	138	3.16%	108	6.59%
月收入				
<1 000元	838	19.21%	146	8.91%
1 000～2 000元	1 238	28.38%	325	19.83%
2 001～3 000元	1 280	29.34%	458	27.94%
3 001～5 000元	676	15.50%	382	23.31%
>5 000元	330	7.57%	328	20.01%

1) 样本性别比例差异

对比本次问卷调查收集的老年人与准老年人样本情况(见表3-15),经SAS 9.4软件进行卡方检验,两组性别变量差异无统计学意义($\chi^2 = 5.345\,1$,$P = 0.020\,8$),这说明从样本性别分布上看,准老年人组与老年人组无差异。

2) 样本文化程度差异

根据表 3-15 的数据,经 SAS 9.4 软件进行 Wilcoxon 秩和检验,两组文化程度变量差异有统计学意义($Z=19.0214$,$P<0.0001$),$50\sim59$ 岁准老年人组文化程度更高。这说明在样本的文化程度上,准老年人组明显高于老年人组。

3) 样本收入结构差异

同样根据表 3-15 的数据,经 SAS 9.4 软件进行 Wilcoxon 秩和检验,两组收入差异有统计学意义($Z=17.0432$,$P<0.0001$),$50\sim59$ 岁准老年人组收入更高。这也说明在样本的收入上,准老年人的收入情况要好于老年人,特别是准老年人中月收入超过 5 000 元的高收入人群比例明显高于老年人。

3.4.2 老年人与准老年人健康信息获取对比

1) 健康信息需求类型比较

对比老年人与准老年人查找健康信息的目的(见图 3-14),从结果来看无论是老年人还是准老年人获取健康信息的主要目的都是养生及健身、疾病及治疗,比例都超过 50%。

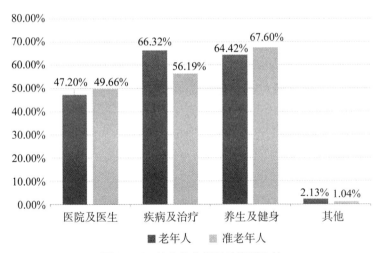

图 3-14 健康信息需要的类型比较

但是经统计学卡方检验($\chi^2=21.3726$,$P<0.0001$),两者差异有统计学意义。两类人群间在查找健康信息目的上存在差异(见表 3-16)。具体分析各个选项,主要是老年人在疾病及治疗上的需求 66.32% 要多于准老年人的 56.19%($\chi^2=52.7809$,$P<0.0001$),同时在其他选择上也存在统计学差异($\chi^2=7.936$,$P<0.0048$)。而两类人群在医院及医生、养生及健身上的需求没有统计学差异。

表 3-16　老年人与准老年人健康信息需求类型统计检验

序号	选项	χ^2 值	P 值
1	医院及医生	2.892 1	0.089 0
2	疾病及治疗	52.780 9	<0.000 1
3	养生及健身	5.323 4	0.021 0
4	其他	7.936 0	0.004 8

2) 获取健康信息的途径比较

对比老年人与准老年人获取健康信息的途径(见图 3-15),老年人健康信息的获取途径按使用比例依次为广播电视、电脑及手机网络、书报杂志、亲友和医护人员,而准老年人健康信息的获取途径按使用比例依次为电脑及手机网络、广播电视、书报杂志、医护人员和亲友。

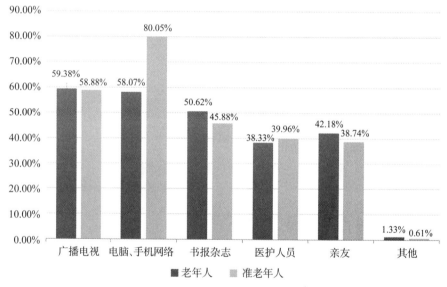

图 3-15　健康信息获取途径比较

经卡方检验($\chi^2 = 73.057\,0$,$P < 0.000\,1$),两者差异有统计学意义(见表 3-17),老年人与准老年人获取健康信息的途径选择存在差异。具体选项电脑、手机网络途径上存在差异较大,老年人选择比例为 80.05%,准老年人为 58.07%,$\chi^2 = 254.388$,$P < 0.000\,1$。这说明准老年人中获取健康信息的主要途径为电脑或手机网络,这应该与准老年人的网络普及率更高直接相关。截至 2019 年 6 月,我国 50 岁以上网民群体达到 1.161 44 亿人,占比由 2018 年底的

12.5%提升至13.6%[9],老年人群上网数量及比例正在逐年迅速增加。同时在书报杂志这一选项上,老年人选择比例为50.62%,准老年人为45.88%,$\chi^2 =$ 10.6967,$P<0.0011$,两者差异有统计学意义。这说明准老年人选择书报杂志作为健康信息获取途径的比例少于老年人。

表3-17 老年人与准老年人健康信息需求类型统计检验

序号	选项	χ^2值	P值
1	广播电视	0.1229	0.7259
2	电脑、手机网络	254.3880	<0.0001
3	书报杂志	10.6967	0.0011
4	医护人员	1.3371	0.2475
5	亲友	5.8154	0.0159
6	其他	5.5057	0.0190

经统计学检验,广播电视、医护人员及亲友等途径无差异,而且所占的比重相差不大。

3) 健康信息获取途径信任度比较

对比老年人与准老年人获取健康信息途径信任度(见图3-16),老年人健康信息的获取途径信任度依次为医护人员、广播电视、书报杂志、亲友、电脑及手机网络,而准老年人健康信息的获取途径信任度依次为医护人员、广播电视、书报杂志、电脑及手机网络、亲友,两者顺序仅在电脑及手机网络和亲友有所不同。总体上都对医护人员比较信任。

表3-18 老年人与准老年人健康信息获取途径信任度统计检验

序号	选项	χ^2值	P值
1	广播电视	2.2472	0.1339
2	电脑、手机网络	20.3501	<0.0001
3	书报杂志	6.3939	0.0115
4	医护人员	2.4027	0.1211
5	亲友	0.3114	0.5768
6	其他	0.3069	0.5796

经卡方检验($\chi^2 = 81.6651$),$P<0.0001$,两者差异有统计学意义(见表3-18),说明老年人与准老年人在获取健康信息的途径选择上存在统计学差异。具体是对电脑、手机网络途径的信任度存在差异,老年人选择比例为25.26%,准

老年人为 31.06%($\chi^2 = 20.350\,1, P < 0.000\,1$)。这说明准老年人对电脑或手机网络的健康信息信任度高于老年人。而其他各选项的 P 值均大于 0.001,两者差异无统计学意义。

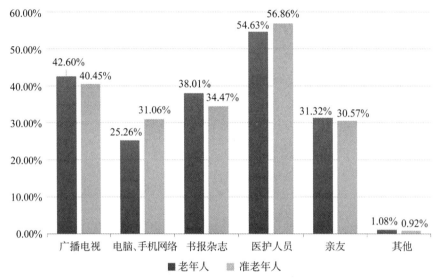

图 3 - 16 健康信息获取途径信任度比较

4) 健康信息满足率比较

对比老年人与准老年人健康信息满足率(见图 3 - 17),经两独立样本的 Wilcoxon 秩和检验($Z = 2.391\,8, P = 0.016\,8$),两者差异有统计学意义(见表 3 - 19)。老年人与准老年人健康信息满足率存在差异,但是总体上满足率都不高。

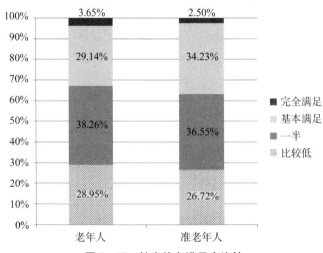

图 3 - 17 健康信息满足率比较

表 3-19 老年人与准老年人健康信息满足率统计检验

序号	选项	Z 值	P 值
1	完全满足		
2	基本满足	2.3918	0.0168
3	一般		
4	比较低		

3.4.3　老年人与准老年人健康信息行为习惯对比

1) 亲自收集、获取健康信息比较

对比老年人与准老年人是否亲自收集、获取健康信息(见图 3-18)。经卡方检验($\chi^2 = 34.0541, P < 0.0001$),两者差异有统计学意义。从结果来看准老年人比老年人会更多地亲自收集、获取健康信息,健康信息行为主动性更强。

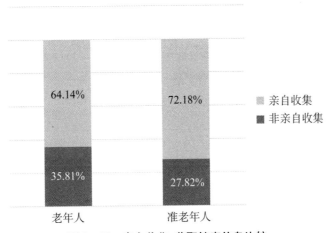

图 3-18　亲自收集、获取健康信息比较

2) 获取健康信息的习惯比较

对比老年人与准老年人获取健康信息的习惯(见图 3-19)。经统计学检验($\chi^2 = 16.5867, P = 0.0009$),两者差异有统计学意义(见表 3-20)。可以看到,准老年人"不收集和保存健康信息"的比例(6.53%)低于老年人(8.83%),经卡方检验($\chi^2 = 8.3579, P = 0.0038$),两者差异有统计学意义。同时"有了特定信息需求,才去查找相关信息"的比例也高于老年人(33.98% vs 29.55%,$\chi^2 = 10.9944, P = 0.0009$,两者差异有统计学意义),这也反映出准老年人获取健康信息的目的性和主动性更强。

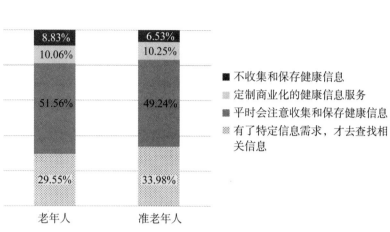

图 3-19　健康信息获取习惯比较

表 3-20　老年人与准老年人健康信息获取习惯统计检验

序号	选项	χ^2 值	P 值
1	有了特定信息需求,才去查找相关信息	10.994 4	0.000 9
2	平时会注意收集和保存健康信息	2.569 3	0.109 0
3	定制商业化的健康信息服务	0.045 3	0.831 4
4	不收集和保存健康信息	8.357 9	0.003 8

3) 健康信息共享情况比较

对比老年人与准老年人对健康信息共享度(见图 3-20)。经两独立样本的 Wilcoxon 秩和检验($Z=-3.133\,6$,$P=0.001\,7$),两者差异有统计学意义。准老年人相对于老年人更愿意共享健康信息,体现在"不共享"的比例低,同时"完全共享"的比例高。

3.4.4　老年人与准老年人健康信息素养对比

1) 获取健康信息能力的自我评价比较

对比老年人与准老年人对获取健康信息能力的自我评价(见图 3-21),经统计学检验,存在差异。从结果来看准老年人比老年人自我评价更高,具体表现在自评为"很有能力"和"有能力"的比例均多于老年人,这说明健康信息素养与老年人的年龄呈负相关。

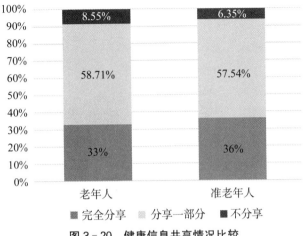

图 3‐20　健康信息共享情况比较

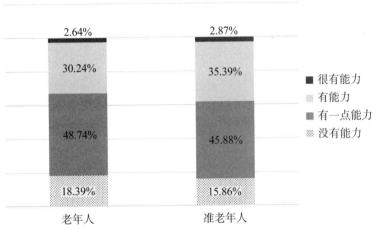

图 3‐21　获取健康信息能力的自我评价比较

2) 获取健康信息的障碍的比较

对比老年人与准老年人获取健康信息时遇到的障碍(见图 3‐22),经统计学检验($\chi^2=7.4423$, $P=0.0591$),两者差异无统计学意义。

3.4.5　老年人与准老年人对健康信息服务态度对比

1) 健康信息提供机构选择比较

对比老年人与准老年人对健康信息提供机构的选择(见图 3‐23),经统计学检验($\chi^2=21.1241$, $P<0.0001$),两者差异有统计学意义(见表 3‐21)。虽然老

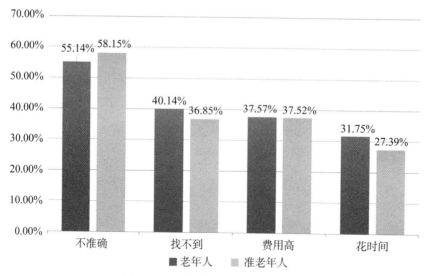

图 3 - 22 获取健康信息的障碍比较

年人都把医疗机构作为健康信息提供机构的最佳选择,但是在商业公司的选择上存在差异。老年人 19.85% 的比例高于准老年人 16.6%($\chi^2 = 8.2279, P < 0.0041$),两者差异有统计学意义。

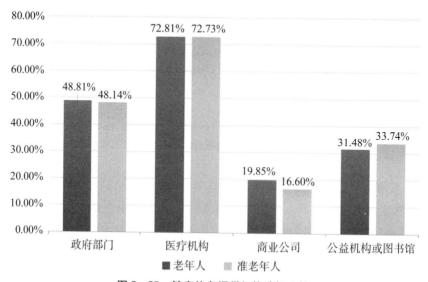

图 3 - 23 健康信息提供机构选择比较

表 3-21　老年人与准老年人健康信息满足率统计检验

序号	选项	χ^2 值	P 值
1	政府部门	0.213 3	0.644 2
2	医疗机构	0.004 2	0.948 4
3	商业公司	8.227 9	0.004 1
4	公益机构或图书馆	2.801 2	0.094 2

2）是否愿意为健康信息服务付费的比较

对比老年人与准老年人是否愿意为健康信息服务付费（见图 3-24），经统计学检验（χ^2＝9.013 7，P＝0.002 7），差异有统计学意义，准老年人为健康信息服务付费的意愿比例高于老年人。

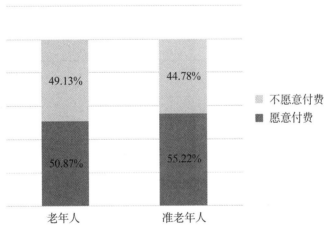

图 3-24　健康信息获取习惯比较

3.4.6　老年人与准老年人健康信息行为特征对比

通过对老年人与准老年人健康信息行为的各个问卷结果进行比较，按照本研究提出的健康信息行为模型，我们可以进行两者健康信息行为特征的"画像"（见表 3-22）。

表 3-22　各地区老年人健康行为特征比较

	老年人	准老年人
任务	亲自收集、获取健康信息比例低于准老年人	亲自收集、获取健康信息比例高于老年人

(续表)

	老年人	准老年人
	不收集健康信息比例相对较高 有了特定信息需求才去查找的比例 相对较低	不收集健康信息比例相对较低 有了特定信息需求才去查找的比例 相对较高
信息需求	疾病及治疗比例高	养生及健身比例高
信息资源	广播电视使用最多 对医护人员最信任	电脑手机网络使用最多 对医护人员最信任
信息素养	健康信息获取能力自评较弱 健康信息共享意愿相对较低	健康信息获取能力自评较好 健康信息共享意愿相对较高
信息服务	获取健康信息的障碍首选"不准确" 健康信息提供机构首选"医疗机构", 但是选择"商业公司"相对少 健康信息服务付费意愿较低	获取健康信息的障碍首选"不准确" 健康信息提供机构的首选"医疗机构",但是选择"商业公司"相对多 健康信息服务付费意愿较高
环境	文化程度相对低,收入水平相对低	文化程度相对高,收入水平相对高
结果	健康信息满足率 32.75%,低于准老年人	健康信息满足率 36.73%,高于老年人

3.5　各地区老年人健康信息行为比较

为了了解我国不同区域的老年人健康信息行为的特点,本研究以 2018 年《中国统计年鉴》[10]为依据将调查样本划分为东部、中部、西部和东北四大地区。其中东部有 10 个省(直辖市),包括:北京、天津、河北、上海、江苏、浙江、福建、山东、广东和海南。中部有 6 个省,包括:山西、安徽、江西、河南、湖北和湖南。西部有 12 个省(自治区、直辖市),包括:内蒙古、广西、重庆、四川、贵州、云南、西藏、陕西、甘肃、青海、宁夏和新疆。东北有 3 个省,包括:辽宁、吉林和黑龙江。下面通过不同地区老年人口学变量和健康行为的相关数据进行对比分析,以便于更准确地把握不同地区老年人健康信息行为的特征,建立各地区老年人群体典型用户画像,为相关部门进行预测性决策提供参考。

3.5.1　各地区老年人基本人口学变量对比

本次研究中将样本按地域划分成 4 个地区,各地区样本占比分别为东部39.03%、中部 26.05%、西部 25.71%、东北 9.22%。基本情况如表 3 - 23所示。

表 3-23　各地区老年人样本基本特征

变量	东部老年人 (2 342 人)		中部老年人 (1 563 人)		西部老年人 (1 543 人)		东北老年人 (553 人)	
	样本数	百分比	样本数	百分比	样本数	百分比	样本数	百分比
性别								
男	1 017	43.42%	687	43.95%	742	48.09%	255	46.11%
女	1 325	56.58%	876	56.05%	801	51.91%	298	53.89%
年龄段								
50～59 岁	876	37.40%	332	21.24%	301	19.51%	130	23.51%
60～69 岁	914	39.03%	856	54.77%	757	49.06%	317	57.32%
70～79 岁	345	14.73%	279	17.85%	319	20.67%	82	14.83%
≥80 岁	207	8.84%	96	6.14%	166	10.76%	24	4.34%
文化程度								
小学及以下	374	24.18%	392	25.08%	278	18.02%	55	9.95%
初中	548	22.14%	393	25.14%	450	29.16%	167	30.20%
高中及中专	718	32.77%	382	24.44%	440	28.52%	201	36.35%
大学	584	17.75%	312	19.96%	349	22.62%	112	20.25%
研究生及以上	118	3.16%	84	5.37%	26	1.69%	18	3.25%
月收入								
<1 000 元	270	11.53%	356	22.78%	275	17.82%	83	15.01%
1 000～2 000 元	502	21.43%	473	30.26%	421	27.28%	167	30.20%
2 001～3 000 元	646	27.58%	442	28.28%	512	33.18%	138	24.95%
3 001～5 000 元	569	24.30%	196	12.54%	196	12.70%	97	17.54%
<5 000 元	355	15.16%	96	6.14%	139	9.01%	68	12.30%

　　对比全国老年人口统计数据(因为全国人口普查数据中没有全国各地区老年人受教育情况及收入情况,所以本表没有列出各地区老年人口相关特征),基本情况如表 3-24 所示。各地区老年人口占比分别为东部 38.05%、西部 26.04%、中部 26.27%、东北 9.65%。经 SAS 9.4 软件进行卡方检验,样本各地区人口占比与实际人口占比差异无统计学意义($\chi^2 = 3.0410$,$P = 0.3853$),说明本次抽样的样本能够反映我国各地区老年人口分布。

表 3‑24　各地区老年人群体基本特征

变量	东部老年人 (128 470 541 人)		中部老年人 (88 688 358 人)		西部老年人 (87 918 643 人)		东北老年人 (32 582 543 人)	
	样本数	百分比	样本数	百分比	样本数	百分比	样本数	百分比
性别								
男	63 780 974	49.82%	44 378 606	50.03%	44 188 446	50.26%	16 138 107	49.53%
女	64 689 567	50.18%	44 309 752	49.97%	43 730 197	49.74%	16 444 436	50.47%
年龄								
50~59 岁	61 903 071	48.18%	41 041 705	46.27%	39 908 241	45.39%	17 212 628	52.83%
60~69 岁	36 196 546	28.18%	27 107 942	30.57%	27 556 006	31.34%	8 920 070	27.38%
70~79 岁	21 449 963	16.70%	15 140 070	17.07%	15 389 206	17.50%	4 845 291	14.87%
≥80 岁	8 920 961	6.94%	5 398 641	6.09%	5 065 190	5.76%	1 604 554	4.92%

注：来源于第六次全国人口普查数据[11]

3.5.2　各地区老年人健康信息获取对比

1）健康信息需要类型比较

对比各地区老年人查找健康信息的目的（见图 3‑25），从结果来看东部和中部地区老年人获取健康信息的首要目的是养生及健身，而西部和东北地区老年人的首要目的是疾病及治疗。经统计学检验，其差异有统计学意义（见表 3‑25）。

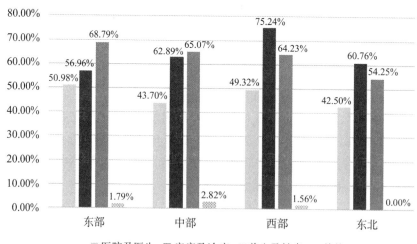

图 3‑25　各地区老年人健康信息需要的类型比较

表 3‑25　各地区老年人健康信息需要类型统计学检验

选项	χ^2 值	P 值
医院及医生	27.690 9	<0.000 1
疾病及治疗	137.147 5	<0.000 1
养生及健身	42.882 9	<0.000 1
其他	19.384 7	0.000 2

2）获取健康信息的途径比较

从结果来看，东部、中部和东北地区老年人把电脑、手机网络作为获取健康信息的首选途径，而西部地区老年人把广播电视作为首选途径。经统计学检验，其差异有统计学意义（见表 3‑26）。

表 3‑26　各地区老年人获取健康信息的途径比较统计学检验

选项	χ^2 值	P 值
广播电视	130.378 8	<0.000 1
电脑、手机网络	54.658 1	<0.000 1
书报杂志	33.161 0	<0.000 1
医护人员	22.962 8	<0.000 1
亲友	101.730 2	<0.000 1
其他	15.496 3	0.001 4

对比各地区老年人获取健康信息的途径（见图 3‑26）。

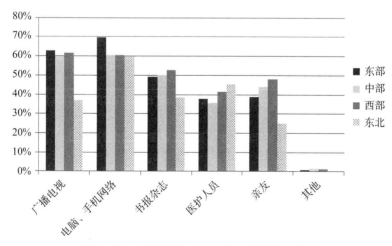

图 3‑26　各地区老年人健康信息获取途径比较

3）健康信息获取途径信任度比较

对比老年人与准老年人获取健康信息途径信任度（见图 3－27）。

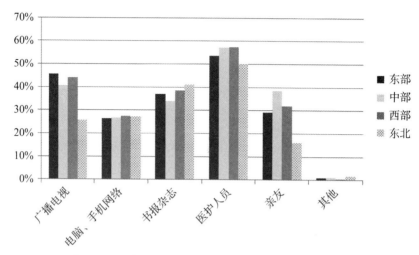

图 3－27　各地区老年人健康信息获取途径信任度比较

总体上各地区老年人都对医护人员最为信任，排名第 1，但是在具体的其他选项的信任度上有所不同。广播电视在东部、中部和西部老年人中排名第 2，而书报杂志被东北老年人选择为第 2。而信任度较低的选择中，东部、中部和西部老年人选择了电脑手机网络，东北老年人选择了亲友。经统计学检验，各地区老年人对获取健康信息的途径信任度中除电脑手机网络外（$\chi^2 = 0.663\,2, P >$ 0.01），其他各选项差异有统计学意义（$P < 0.01$，见表 3－27）。

表 3－27　各地区老年人健康信息获取途径信任度比较统计学检验

选项	χ^2 值	P 值
广播电视	77.063 9	＜0.000 1
电脑、手机网络	0.663 2	0.881 8
书报杂志	11.519 0	0.009 2
医护人员	14.141 6	0.002 7
亲友	104.328 3	＜0.000 1
其他	8.177 2	0.042 5

4）健康信息满足率比较

对比各地区老年人健康信息满足率（见图 3－28）。各地区老年人健康信息满足率总体都不高,完全满足和基本满足的比例没有超过50%。

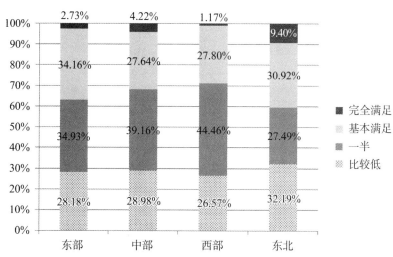

图 3 - 28　各地区老年人健康信息满足率比较

经统计学检验,各地区老年人健康信息的满足率存在差异($\chi^2 = 11.4441$,$P < 0.01$,见表 3 - 28)。通过 Kruskal-Waills H 检验(均值评分越高代表满意度越高),可以看出各地区老年人健康信息满足率依次为东北、东部、中部和西部。

表 3 - 28　各地区老年人健康信息满足率比较统计学检验

选项	χ^2 值	P 值	均值评分
东部	11.4441	0.0096	3060.28822
中部			2956.40691
西部			2913.91413
东北			3118.93761

3.5.3　各地区老年人健康信息行为习惯对比

1) 亲自收集、获取健康信息比较

对比各地区老年人是否亲自收集、获取健康信息(见图 3 - 29)。从结果来看,中部地区老年人亲自收集、获取健康信息的比例最高,西部老年人较其他 3 个地区少,健康信息行为主动性不强。经统计学检验,存在差异($\chi^2 = 78.9242$,$P < 0.001$)。

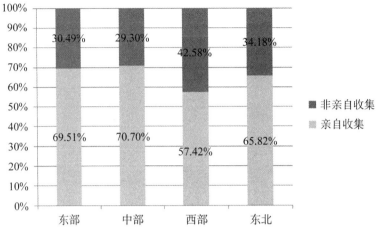

图 3‑29　各地区老年人亲自收集、获取健康信息比较

2) 获取健康信息的习惯比较

对比各地区老年人获取健康信息的习惯(见图 3‑30)。经卡方检验,差异有统计学意义($P<0.01$,见表 3‑29)。值得注意的是东北地区老年人"不收集和保存健康信息"的比例最低,而且"定制商业化健康信息服务"的比例也高于其他地区老年人。

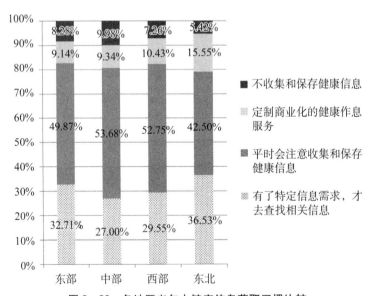

图 3‑30　各地区老年人健康信息获取习惯比较

表 3 - 29　各地区老年人健康信息获取习惯比较统计学检验

选　　项	χ^2 值	P 值
有了特定信息需求,才去查找相关信息	24.2410	<0.0001
平时会注意收集和保存健康信息	23.5715	<0.0001
定制商业化的健康信息服务	21.6412	<0.0001
不收集和保存健康信息	14.0825	0.0028

3) 各地区老年人健康信息共享情况比较

对比各地区老年人对健康信息共享度(见图 3 - 31)。经统计学检验,老年人对获取健康信息的共享程度无差异(P<0.01,见表 3 - 30)。检验方法:Kruskal-Waills H 检验(均值评分越高代表分享意愿越强)。可以看出,东北地区老年人健康信息共享意愿最强,东部、西部排在第 2、第 3 位,中部最弱。

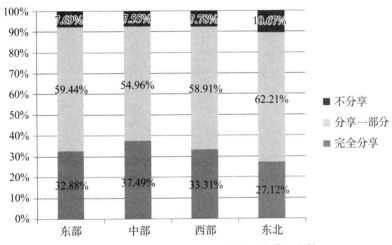

图 3 - 31　各地区老年人健康信息共享情况比较

表 3 - 30　各地区老年人健康信息共享情况比较统计学检验

选项	χ^2 值	P 值	均值评分
东部			3017.39752
中部	22.4529	<0.0001	2887.24536
西部			3007.23234
东北			3235.68170

3.5.4 各地区老年人健康信息素养对比

1) 获取健康信息能力的自我评价比较

对比各地区老年人对获取健康信息能力的自我评价(见图 3 - 32)。经统计学检验,各地区老年人对获取健康信息的自我评价存在差异(P<0.01,见表 3 - 31)。检验方法：Kruskal-Waills H 检验(均值评分越高代表自我能力评价越高)。从结果来看东北老年人自我评价更高,而东、中、西部老年人自评排名依次降低。

表 3 - 31　各地区老年人健康信息能力自我评价比较统计学检验

选项	χ^2 值	P 值	均值评分
东部			3 068.853 54
中部			3 018.921 63
西部	21.421 8	<0.000 1	2 844.055 09
东北			3 100.894 21

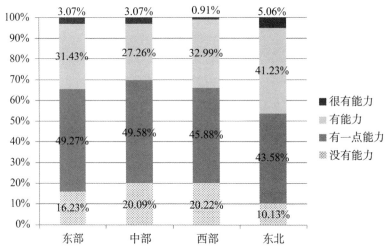

图 3 - 32　各地区老年人获取健康信息能力的自我评价比较

2) 获取健康信息的障碍比较

对比各地区老年人获取健康信息时遇到的障碍(见图 3 - 33),东部、中部和西部老年人把"不准确"作为获取健康信息遇到的首要障碍,而东北老年人的首要选择是"费用高","不准确"仅排名第 3。各地区老年人的比较经统计学检验,存在差异(见表 3 - 32)。

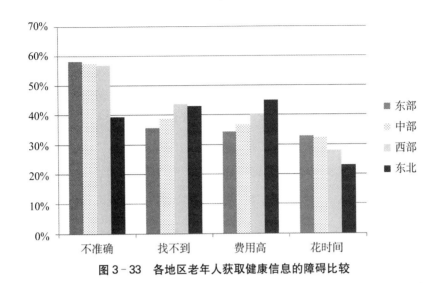

图 3 - 33　各地区老年人获取健康信息的障碍比较

表 3 - 32　各地区老年人获取健康信息的障碍比较统计学检验

选项	χ^2 值	P 值
不准确	68.2395	<0.0001
找不到	29.4999	<0.0001
费用高	28.8813	<0.0001
花时间	27.0195	<0.0001

3.5.5　各地区老年人对健康信息服务态度对比

1）健康信息提供机构选择比较

对比各地区老年人对健康信息提供机构的选择（见图 3 - 34），统计学检验结果见表 3 - 33。各地区老年人都把"医疗机构"作为健康信息提供机构的最佳选择，但是选择比例存在统计学差异。东部、中部和西部老年人把"政府部门"作为第 2 选择，而东北地区老年人将"商业公司"作为第 2 选择。第 3 选择各地区都是"公益机构或图书馆"，且选择比例没有统计学差异（$P > 0.01$）。东部、中部和西部老年人把"商业公司"作为排名选择，而东北老年人却将"政府部门"排在最后。

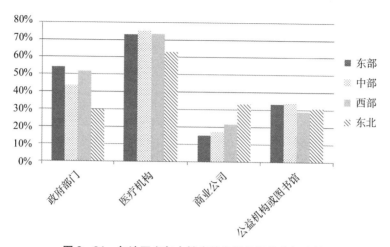

图 3-34 各地区老年人健康信息提供机构选择比较

表 3-33 各地区老年人对健康信息提供机构选择的比较统计学检验

选项	χ^2 值	P 值
政府部门	127.492 9	$<0.000\,1$
医疗机构	32.914 6	$<0.000\,1$
商业公司	105.829 7	$<0.000\,1$
公益机构或图书馆	10.709 2	0.013 4

2) 是否愿意为健康信息服务付费的比较

对比各地区老年人是否愿意为健康信息服务付费(见图 3-35)。经统计学检验,各地区老年人选择存在差异($\chi^2=11.590\,8$,$P<0.01$),但是仅有西部老年人为健康信息服务付费的意愿比例不足 50%。

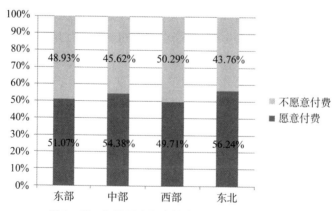

图 3-35 各地区老年人健康信息付费习惯比较

3.5.6 各地区老年人健康信息行为特征对比

通过对各地区老年人健康信息行为各个问卷结果的比较,结合已有的各类研究及文献,利用本研究提出的健康信息行为模型来分析各地区老年人健康信息行为的特征(见表 3‑34)。其中环境数据来源于《中国城市健康生活报告2019》中"31 个省份城市健康生活评价的得分及综合排名"[12],评价指标包括经济保障、公共服务、环境健康、文化健康、人口发展和医疗卫生等。

表 3‑34　各地区老年人健康行为特征比较

	东部	中部	西部	东北
任务	亲自收集、获取健康信息比例排名第2 不收集健康信息比例排名第2	亲自收集、获取健康信息比例排名第1 不收集健康信息比例排名第1	亲自收集、获取健康信息比例排名第4 不收集健康信息比例排名第3	亲自收集、获取健康信息比例排名第3 不收集健康信息比例排名第1
信息需求	养生及健身	养生及健身	疾病及治疗	疾病及治疗
信息资源	电脑手机网络使用最多 医护人员最信任	电脑手机网络使用最多 医护人员最信任	广播电视使用最多 医护人员最信任	电脑手机网络使用最多 医护人员最信任
信息素养	健康信息获取能力自评排名第2 健康信息共享意愿排名第2	健康信息获取能力自评排名第3 健康信息共享意愿排名第4	健康信息获取能力自评排名第4 健康信息共享意愿排名第3	健康信息获取能力自评排名第1 健康信息共享意愿排名第1
信息服务	获取健康信息的障碍首选"不准确" 健康信息提供机构首选"医疗机构" 健康信息服务付费意愿排名第3	获取健康信息的障碍首选"不准确" 健康信息提供机构首选"医疗机构" 健康信息服务付费意愿排名第2	获取健康信息的障碍首选"不准确" 健康信息提供机构首选"医疗机构" 健康信息服务付费意愿排名第4	获取健康信息的障碍首选"费用高" 健康信息提供机构首选"医疗机构" 健康信息服务付费意愿排名第1
环境	健康生活评价得分 64.83,排名第1	健康生活评价得分 56.24,排名第4	健康生活评价得分 57.29,排名第3	健康生活评价得分60.00,排名第2
结果	健康信息满足率总体不高,排名第2	健康信息满足率总体不高,排名第3	健康信息满足率总体不高,排名第4	健康信息满足率总体不高,排名第1

3.6　小结

本章描述了问卷的调查的情况并对结果进行分析。首先说明了本次调查问卷的设计,按照用户的个人特征(性别、年龄、学历、收入),围绕老年人健康信息行为及健康信息服务相关的 4 个方面,共设计了 12 个问题(1 个为测谎题)。然后介绍了问卷调查的实施过程、问卷的处理和样本基本情况。其次,分别描述老年人信息行为问卷的调查结果。再次,利用统计学检验方法,对老年人的个人特征,即性别、年龄、学历、收入、省份作为影响因素分析了 5 个本研究最为关心的健康信息行为及服务问题。最后,对老年人与准老年人,全国东部、中部、西部和东北 4 个地区老年人的健康信息行为及服务进行比较研究。

参考文献

[1] Hernon P, Schwartz C. Survey research: a time of introspection [J]. Libr Inform Sci Res, 2000, 22(2): 117-121.

[2] 魏学丽. 纸媒利用微信公众平台运营的模式探析——以《城市画报》微信公众号为例 [EB/OL]. [2017-11-20]. http://media. people. com. cn/n/2015/0205/c393620-26514132. html/.

[3] 新浪科技. 微信 2017 数据[EB/OL]. [2017-11-20]. http://tech. sina. com. cn/roll/2017-11-12/doc-ifynsait7519132. shtml/.

[4] 简明,金勇进,蒋妍. 市场调查方法与技术[M]. 北京:中国人民大学出版社,2004:112-121.

[5] 风笑天. 现代社会调查方法[M]. 3 版. 武汉:华中科技大学出版社,2005:79.

[6] 彭骏. 医学信息检索与利用[M]. 北京:人民卫生出版社,2020:2.

[7] 国家统计局. 分省年度数据[EB/OL]. [2020-04-20]. http://data. stats. gov. cn/easyquery. htm? cn=E0103.

[8] 人民网. 2019 年上海市民总体健康素养水平达 32. 31%[EB/OL]. [2020-04-20]. http://sh. people. com. cn/n2/2020/0328/c134768-33910695. html.

[9] 中国互联网络信息中心. 第 44 次《中国互联网络发展状况统计报告》[EB/OL]. (2019-08-30)[2019-09-20]. http://www. cnnic. net. cn/hlwfzyj/hlwxzbg/hlwtjbg/201908/P020190830356787490958. pdf.

[10] 国家统计局. 中国统计年鉴 2018[M]. 北京:中国统计出版社,2018.

[11] 国务院人口普查办公室,国家统计局人口和就业统计司.《中国 2010 年人口普查资料》[EB/OL]. [2019-09-20]. http://www. stats. gov. cn/tjsj/pcsj/rkpc/6rp/indexch. htm.

[12] 黄钢. 中国城市健康生活报告(2019)[M]. 北京:社会科学文献出版社,2019:252-253.

4

老年人健康信息行为访谈研究

本章承接自第 3 章的调查问卷的研究结果,通过访谈调查,探究老年人健康信息行为下的深层原因,深入地对老年人健康信息行为及服务进行了描述。访谈问题主要涉及以下几个部分:对健康信息行为的认识和投入、信息资源的使用、健康信息的商业定制、老年人需要的健康信息、老年人患慢性病情况、健康信息共享、信息需求满足率和信息获取障碍、信息技术对健康信息行为的影响以及健康信息服务的评价。

4.1　访谈情况的基本描述

4.1.1　访谈问题的基本情况

本研究在前期问卷调查中发现一些趋势和问题,但是趋势背后的原因、问题的答案都还需要进一步探究。因此本研究设计了半结构化访谈,这也符合三角测量法的研究方法要求。本研究在问卷调查的基础上,选择有代表性的样本。他们的代表性主要根据年龄、收入、学历结构和地区分布。

本研究结合分层随机抽样的问卷调查与判断抽样的有访谈提纲的半结构化访谈,访谈内容一方面是要了解问卷调查中无法设置的问题,另一方面要针对问卷调查结果进行理解和分析,具体的访谈提纲详见附录三。

4.1.2　访谈样本的基本情况

本研究对老年人的实际考察和访谈大致分成 4 个阶段。第 1 阶段是 2016 年 1 月,地点为湖北省武汉市。第 2 阶段是 2016 年 7 月—8 月,地点为贵州省贵阳市。第 3 阶段为 2016 年 9 月—2017 年 3 月,地点为上海市。第 4 阶段为 2020 年 3 月—4 月,地点为上海市。访谈采用半结构化访谈,访谈提纲见附录二。研究者对来自 15 个省市的 65 位老年人进行了访谈。研究方法涉及以下步骤。

　　首先,选择访谈候选人来源。本研究针对老年人,而受访者的性别、年龄、学历、收入、地区及健康状况等因素和他们的健康信息行为有直接关系,从以往的研究中也反映出这些因素不同的人群健康信息行为有区别。所以在确定访谈候选人名单时,先分别按地区初步确定了东部、中部及西部 3 个地区。

　　然后在每个地区随机选择 3 个社区,向老年人提出访谈申请,描述研究目的、内容,商量访谈时间、形式。由于老年人普遍对健康问题比较关心,同意参加本次研究访谈的接受率较高。

　　最后再按照研究的目的和要求,以及从访谈对象的代表性出发,又补充进行了访谈,定向选择了其他省份的老年人完成了访谈,以增加样本来源的广泛性。最终本研究完成访谈的对象共 65 人。经过结果分析,样本具有一定的代表性,表现在各个专业、收入水平、学历和年龄段都有分布,基本能反映老年人的健康信息行为特点。其中上海市访谈 17 人,结构如表 4-1 所示。

表 4-1　访谈对象的整体情况(上海)

编号	性别	学历	年龄(岁)	月收入(元)
1	男	研究生	61～70	＞5 000
2	男	大学	51～60	＞5 000
3	男	大学	71～80	＞5 000
4	女	研究生	71～80	＞5 000
5	女	大学	61～70	3 001～5 000
6	女	大学	51～60	＞5 000
7	女	大学	61～70	3 001～5 000
8	女	高中	＞80	3 001～5 000
9	男	高中	61～70	3 001～5 000
10	男	高中	61～70	2 001～3 000
11	男	初中	61～70	2 001～3 000
12	女	高中	61～70	2 001～3 000
13	女	初中	61～70	1 000～2 000
14	女	初中	61～70	1 000～2 000
15	女	小学	61～70	1 000～2 000
16	男	小学	61～70	1 000～2 000
17	女	无	71～80	＜1 000

　　武汉市访谈了 13 人,结构如表 4-2 所示。

表 4 - 2　访谈对象的整体情况(武汉)

编号	性别	学历	年龄(岁)	月收入(元)
1	男	大学	51～60	>5 000
2	女	大学	61～70	3 001～5 000
3	女	大学	51～60	>5 000
4	女	大学	61～70	3 001～5 000
5	女	高中	>80	2 001～3 000
6	男	高中	61～70	3 001～5 000
7	男	高中	61～70	2 001～3 000
8	男	初中	61～70	2 001～3 000
9	女	初中	61～70	1 000～2 000
10	女	初中	61～70	1 000～2 000
11	女	小学	61～70	1 000～2 000
12	男	小学	61～70	1 000～2 000
13	女	无	71～80	<1 000

贵阳市访谈了 11 人,结构如表 4 - 3 所示。

表 4 - 3　访谈对象的整体情况(贵阳)

编号	性别	学历	年龄(岁)	月收入(元)
1	男	大学	51～60	>5 000
2	女	大学	61～70	3 001～5 000
3	女	大学	51～60	>5 000
4	女	高中	>80	2 001～3 000
5	男	高中	61～70	3 001～5 000
6	男	高中	61～70	2 001～3 000
7	男	初中	61～70	2 001～3 000
8	女	初中	61～70	1 000～2 000
9	女	小学	61～70	1 000～2 000
10	男	小学	61～70	1 000～2 000
11	女	无	71～80	<1 000

为了完善研究,2020 年本研究又开展了第 4 次访谈,因为疫情的影响,主要在上海的几个小区,针对来自全国各地的老年人进行,这些老年人的共同点是有亲友在上海工作或居住,到上海来帮忙带孩子或做家务。同时还通过电话或微

信视频聊天方式进行对一些省区的老人进行了远程访谈,访谈了 24 人,结构如表 4-4 所示。

表 4-4　第 4 次访谈对象的整体情况

编号	省份	性别	学历	年龄(岁)	月收入(元)
1	山东	男	研究生	61~70	大于 5 000
2	山东	女	大学	51~60	>5 000
3	山东	男	大学	71~80	>5 000
4	山东	女	研究生	71~80	>5 000
5	重庆	女	小学	61~70	1 000~2 000
6	重庆	女	大学	51~60	>5 000
7	湖南	女	大学	61~70	3 001~5 000
8	湖南	女	高中	61~70	3 001~5 000
9	安徽	女	高中	61~70	3 001~5 000
10	安徽	女	高中	61~70	2 001~3 000
11	江苏	男	初中	61~70	2 001~3 000
12	江苏	女	高中	61~70	2 001~3 000
13	浙江	女	初中	61~70	1 000~2 000
14	浙江	女	初中	61~70	1 000~2 000
15	四川	女	小学	61~70	1 000~2 000
16	四川	男	初中	61~70	1 000~2 000
17	河南	女	初中	61~70	2 001~3 000
18	河南	女	初中	61~70	2 001~3 000
19	辽宁	女	高中	61~70	2 001~3 000
20	辽宁	女	高中	61~70	3 001~5 000
21	陕西	女	初中	61~70	2 001~3 000
22	吉林	女	初中	61~70	2 001~3 000
23	山西	女	初中	61~70	2 001~3 000
24	山西	女	无	71~80	<1 000

在初次接触中,课题组会将访谈邀请信和访谈提纲发给受访者,以确保他们了解这项研究的目的和需要回答的问题。在正式访谈开始前,采访人会出示相关证件,简单介绍一下访问者的情况,增加受访者的信任。然后询问受访者,是否可以录音或记录,并重申采访中的任何信息将只用于研究目的,提高受访者回答问题的真实性。另外受访者对研究者的工作性质和工作岗位有所了解,所以在采访时强调了本研究是探索性研究,研究结果和个人健康实际情况没有直接

关系,打消受访者不愿意沟通某些负面情况的顾虑。

对于访谈中,由于采访者和受访者比较熟悉而带来的访谈结果误差风险,已有的研究认为,基本上不会有影响,而且甚至有些好处。比如 Lee 就认为[1],如果研究者和受试者彼此熟悉,有共同的文化和社会经验的话,可能对访谈的结果和结论更有帮助,可以让受访者比较快的进入访谈角色。

4.2 老年人健康信息行为访谈结果

本研究结合问卷调查的结果分析,设计了半结构化的访谈提纲。主要针对一些不能在问卷调查了解到的问题及原因,或者问卷调查结果中需要进一步了解的问题进行深入了解。

4.2.1 对信息行为的认识和投入

这组问题试图找出老年人在日常生活中花多少时间在信息查询上,以及对信息行为的认识。

几乎所有的受访者都认为健康信息行为对于老年人的健康生活非常重要。一般获取健康相关信息的目的是为了关注养生、治疗疾病。值得引起注意的是还有部分老年人表示收集健康信息可以增加与其他老年人的聊天话题。

1) 目的不同,时间精力投入不同

大多数受访者的反馈表明,搜索信息所需的时间将主要取决于获取健康信息的目的。一般来说老年人获取健康信息主要有养生、治疗疾病、增加谈资等几种目的。

大部分受访的研究者说,在以治疗疾病为目的时,他们需要花更多的时间收集信息。也就是说健康信息需求在这个阶段达到高峰。当然,也有一些受访者指出,在治疗疾病的过程中,他们主要从医院(医生)获取健康信息,基本没有主动获取健康信息的行为。针对这一问题,研究者进一步询问了疾病诊断阶段、治疗阶段和康复阶段对健康信息的不同需求及健康信息获取的投入时间。大多数受访者表示说:"疾病诊断阶段要花大量时间查找健康信息,以了解是什么疾病,选择好的医院和医生"。

"在疾病治疗阶段,一般都交给医院和医生,再加上身体状况不好,就不会花费更多的时间去找到健康信息,当然这一阶段会和大量病友沟通,特别是需要住院治疗的疾病"。

而在疾病康复阶段,老年人表示:"在身体恢复阶段,我会花更多的时间搜索信息,希望身体能早点恢复,同时也想了解一下自己的治疗是不是达到了效果"。

而对于以养生和增加谈资为目的的健康信息行为,一位受访者表示:"我每天都会收看电视的养生节目,了解一些养生常识,花费时间也不多。如果遇到其他事情,不看也没有关系。"

从上述情况来看,老年人根据不同的目的来进行健康信息行为,对自身疾病治疗相关的信息主动性比较强,投入时间也比较多。

2) 可供投入健康信息行为的时间

在采访中,当老年人被要求描述他们投入收集信息所需的时间比例时,他们大多表示,老年人因为退休者居多,平时时间比较充裕,所以用在健康信息收集上的时间较多。只有约9.23%的受访者(6位)表示,他们需要更多的时间来获取健康信息。但是不少受访者也表示:"虽然我有比较多的时间可以用在健康信息的获取上,但是好像觉得相关的健康信息,特别是关于自己生病的信息,不太容易获得,主要是去医院看医生不方便。"

此外,另有3位老年人(贵阳、四川、山西受访者)提供了以下声明:"我没有什么文化,也不懂什么健康,在家帮子女带孩子,所以没有时间获得健康信息,也不会。"

虽然每个老年人的职业、学历水平、可供投入健康信息行为的时间各异,但总体上老年人的时间比较充裕。

3) 健康信息服务不好导致多花时间

从访谈结果来看,国内老年人有一种普遍看法,就是现有的信息环境和信息服务不足以满足健康信息的需要,比如没有专业人员提供专业的健康信息。有受访者说:"我们只能从电视和报纸上看一些消息,但是和自己的病不太对应得上,专业的问题还是得去医院问医生比较放心。"还有一些受访者对医生的态度提出了看法:"医院医生看病太快,有时候排了几个小时队,医生几分钟就看完了,根本就问不了什么问题。而且医生讲的话有时候听不懂(专业性太强)。"

还有一些老年人对社区医院提出了看法:"是不是社区医生水平不行,我总感觉好多问题他们都不清楚。"另外一些受访者提到:"只能在医院获得专业信息很不方便,如果医生能上门服务就好了。"

4.2.2 信息资源使用

这一部分主要讨论信息资源的使用,访谈问题会针对老年人通常使用的信息来源,以及他们选择这些特定信息资源的标准。

1) 选择使用信息资源的标准

老年人如何选择健康信息、依据什么标准,也是本研究重点考察的项目。大多数的受访者给了他们选择使用某种特定资源的几个原因,如表4-5所示的主要标准排序。

表4-5 老年人健康信息资源的选择标准排序

排序	选择标准源	人数	比例(%)
1	容易获得	60	92.31
2	经济成本	53	81.54
3	信息的质量	49	75.38
4	使用习惯	45	69.23
5	易用性	38	58.46

绝大多数老年人(92.31%)都会首先考虑使用那些很容易获取、不需要花太多时间去寻找的信息资源。这可以很好的解释,为什么老年人愿意和老年人朋友讨论以找到所需的信息,特别是同一个小区的朋友,因为位置相近容易通过讨论获得信息。这种选择容易获得的信息资源的现象,理论研究称为可近性(accessibility)原则。艾伦(Allen)在基于信息查寻行为模型的可近性理论中提出:"最便于接近的信息源在信息查寻行为中将首先被利用,而对信息源的质量与可靠性的考虑则处于次要地位[2]。"可近性原则表明了老年人对信息来源的可接近程度,包括地理的、智力的和心理的可近性。老年人对于信息源的选择几乎是唯一地建立在可近性的基础上的。最便于接近的信息源在信息查询行为中将首先被选用,而对信息源的质量与可靠性的考虑则处于次要地位。

经济成本也是老年人经常考虑的问题,特别是对于收入水平较低的老年人,除非是生病,不然是不会花钱去获取健康信息的。

排名第三的信息资源选择原因信息质量。约四分之三的受访者认为,信息的质量是选择使用健康信息资源的重要原因。即使获取这些信息不一定方便、要花钱,但因为它们所含信息的质量,老年人还是倾向于使用它。

使用习惯和经验是老年人选择信息来源的另一个因素。69.23%的受访者会使用那些自己比较熟悉的资源,如与老年朋友讨论、看电视和报纸等。访谈的结果表明,老年人会根据经验和习惯来使用信息资源,即使他们有不同的选择,他们仍然会因为经验倾向于使用某一个信息资源。

易于使用是另一个原因。老年人在采访中表示,他们不想花时间去学习如何使用一种新的信息来源,比如上网检索健康信息。这也符合穆尔斯(Calvin Mooers)提出的易用性(easy to use)定律。穆尔斯在1960年指出:"一个信息检索系统,如果用户在获取信息时比不获取信息更费心、更麻烦,这个系统将不会得到利用[3]。"这一定律也被称为穆尔斯定律。它说明,信息资源的易用性因素对老年人的信息行为有很大的影响。采访中,58.46%的老年人会考虑那些容易使用的渠道或工具来查找信息。这也就解释了为什么一些老年人知道网络上可以看到很多健康信息,但是因为不会用就放弃了。而微信转发信息比较容易,于是在老年朋友之间通过微信共享健康信息就成为一种比较常见的现象。

2) 老年人常用的健康信息渠道排序

对于本研究来说,了解老年人使用健康信息资源的偏好,是理解健康信息行为的重要内容。从访谈的结果来看,总体上老年人对健康信息来源渠道的重要性排序如表4-6。整体上与问卷调查的结果类似。

表4-6 老年人健康信息来源使用率重要性排序

排序	信息来源	人数	比例(%)
1	广播电视	59	90.77
2	电脑、手机网络	55	84.62
3	书报杂志	47	72.31
4	与亲友的讨论	41	63.08
5	医护人员	39	60.00
8	图书馆及馆员	10	15.38

(1) 从表4-6给出的数字来看,绝大多数老年人认为最重要的健康信息资源是广播电视,他们都将广播电视视为健康信息来源的首选。老年人认为听广播、看电视是多年养成的习惯,而且也是他们得到健康信息,特别是养生信息最快和最简单的方法。从采访中,许多老年人指出,关于健康方面的信息多是从广播电视上得到的,"电视上放的节目也比较靠谱"。

"最喜欢看中央电视台的养生堂节目,每次都请一些知名专家,很有用。"

"上海电视台的名医大讲堂也很不错,还可以直接打电话进去问问题。"

(2) 互联网资源也是老年人健康信息的一个来源,这里的互联网资源包括电脑和手机的网络资源。84.62%的受访者认为,(手机)网上的信息越来越多,而且每天都有新东西出现,速度快、方便获取是它的一大优势,而且现在手机价格也便宜,"一千块钱就能买个不错的手机"。需要说明的是,另外一些不把网络资源作为健康信息来源的老年人,经过访问,主要原因是不会使用电脑或手机网络,而会使用电脑或智能手机的老年人100%选择网络资源作为健康信息的获取途径。

(3) 书报杂志也是老年人认可的健康信息来源。很多老年人都有读书看报的习惯,一些受访者表示:"居委会和社区老年人活动中心都会订一些适合老年人的报纸和杂志,上面有不少健康、养生的信息,我基本上每天都来看。"

部分受访者还自己订一些健康类的报刊,定期收集和整理相关的健康信息资料,其中一位受访者(糖尿病患者)还形成了一份很好的"个人糖尿病资料库",包括糖尿病的治疗、饮食、活动以及注意事项等各个方面。

(4) 另一个重要的健康信息资源是和亲友交流讨论。63.08%的受访者表示,邻居、朋友和家人是非常重要的信息来源。老年人认为在聊天中获得信息比使用其他来源的信息更容易。它使用简单、方便,可以在任何时间内使用。此外,如果有患同种疾病的老年人,也非常乐意经常讨论和疾病相关的问题。在老年人讨论健康信息的场所上,大部分老年人表示平时喜欢在小区里见面聊天,也有一些老年人说:"在每天去跳舞或锻炼时,也常常和朋友分享一些健康知识。"研究人员在访谈中还发现,老年人还不时打电话沟通他们感兴趣的健康信息。

在研究过程中,研究人员还发现一个有趣的现象。如果老年人认识的人当中有医护人员,他们会经常向他(认识的医护人员)咨询各类健康问题,获取健康信息。通过沟通,发现这一现象的原因主要是,老年人希望能够直接获得所需要的、专业的健康信息,但是从亲友处获取就无须像从医院一样办理手续和花费金钱。一位老年人解释说:"与当医生的亲友沟通是非常重要的,因为可以从他们那里得到专业的指导,比从医院医生处获取快得多,免费而且耐心。"

一位老人表示,是否与其他亲友进行讨论,取决于老年人之间的关系。如果关系不是很紧密,讨论的问题一般不会涉及个人健康问题。

这项研究的结果已经证明,老年人之间的信息共享是值得提倡的。可以看出,与亲友的互动似乎是获取健康信息的一个流行的方法。原因可能是,老年人产生健康信息需求后,也希望可以立即得到信息,而通常情况下,咨询最近的一个人所获得的信息是最即时的,所以老年人比较喜欢和身边的人交流这种方法。

尽管和亲友交流是一个很受欢迎的选择,但是核实获取的信息也是非常重要的,因为非专业人士给出的健康信息可能会过时,甚至导致不良的结果。其中一位受访谈者表示:"很多时候,小区里的老人都会讲出自己的观点,但是这些观点往往会不一致,甚至完全相反,我也搞不清楚应该听谁的好。"

一位老年人对从周围邻居那里收集信息和获得帮助有所保留:"和邻居交流是经常的,但是,如果我要按照他们提供的方法做,还是必须经过医生的确定。"

这意味着,从讨论中获得的健康信息的正确性,其实还有待与其他正式的途径进行核对。健康信息,特别是医疗信息是非常专业的学科信息,有时候其他人给出的信息可能是不正确的。可以说健康信息的鉴别是健康信息获取中一个关键的问题。

(5) 医护人员作为一个权威的信息源也受到了高度肯定,大部分受访者表示,如果是有关疾病治疗的信息,还是要去医院,听医生的比较放心。

但是不少老年人还是表示无法充分利用这一资源。首先,他们抱怨现在看病太贵。他们大多表示,除非是万不得已,一般不会去医院找医生。其次,医生太忙,一些有关疾病预防和康复养生的问题,无法从医生那里获取满意的答案。当然有时候医生在医院的态度也不好,导致老年人不愿意去医院。最后有部分老年人表示,一些医生水平不高,特别是社区医院,基本上就是开药,想问治疗疾病的专业问题,好像提供的信息价值不大。

(6) 在访谈过程中,我们还专门询问了关于图书馆作为信息来源的问题。大部分受访者都缺少利用图书馆获取健康信息的习惯。一方面他们不知道图书馆有专业的医学书刊和数据库,另一方面他们也不认为图书馆员能够提供健康信息的帮助。此外,他们觉得图书馆的距离较远,也没有经常去图书馆的习惯。

愿意选择图书馆作为信息来源的受访者的反应表明,图书馆也是一个专业的健康信息来源,特别是文化程度较高的老年人会习惯使用图书馆查找所需要的专业健康信息,当然受访者也表示只有在确定他的健康信息需求比较专业,而且通过网络搜索引擎查找不到之后,才会考虑访问图书馆的数据库。

为什么大部分老年人把请求图书馆员的帮助放在最不重要的位置呢?原因之一是,一大批老年人认为图书馆员不了解医学和健康领域,所以图书馆员怎么可能帮助自己呢?另外一些老年人则明确表示:"老实说,我们觉得图书馆员只是借书还书,有时候连人都看不到,有问题都不知道找谁。"

4.2.3　健康信息的商业定制

当老年人被询问他们是否愿意为健康信息服务付费时,大约 52.31% 的人表示愿意付费,这和问卷调查的结果类似。但是当问到是否已经有付费委托机构或个人来搜索和获取健康信息,只有 5 名老年人回答购买了这种服务。其中 3 名是参与体检机构提供的健康信息推送服务,另外一位老年人通过手机付费向在线医生咨询治疗方案,费用是 1 元;还有另一个是从保险公司定期获得健康信息。

在实际访谈过程中,特别是针对上海地区老年人付费意愿不高的情况,本研究进行了专门关注。许多老年人选择"不愿意支付"是由于担心费用过高和不能从医保里报销。如果费用合理,他们还是愿意为健康信息付费。同时部分上海地区老年人认为,有很多免费的地方可以咨询(获取)健康问题,比如上海的热线电话、健康讲堂、社区活动等,没必要专门为了健康信息服务付费。

关于为什么愿意选择商业付费方式获取健康信息,大部分受访者表示,缺乏足够的健康信息获取能力是愿意花钱获取健康信息的主要原因。

另外相对于商业公司,老年人更愿意向医院或医生付费来获取健康信息,因为专业性和权威性可以得到保障。"我们还是比较相信医生""好多公司都搞不清楚是哪些人来提供咨询,不太敢相信"。

另外在访谈中,还有一个现象值得关注,就是近期生过病或者长期患有慢性疾病的老年人更愿意付费获取健康信息。在表示愿意付费的 34 名老年人中,共有 28 人近期生过病或者长期患有慢性疾病。

4.2.4 老年人需求的健康信息(知识)

在本次研究中,还专门对老年人具体需求的健康信息知识进行了访谈。通过与老年人交谈发现,老年人总体最需要了解的健康知识分别是慢性病的治疗与护理(76.92%)、与癌症相关的身体上的症状(53.85%)、食品营养(50.77%)、中医保健知识(50.77%)、心理保健(32.31%)、饮酒与健康的关系(30.77%)、医学伦理道德知识(10.77%)、其他(10.77%)。

对于慢性病的相关知识,老年人总体特别希望了解的分别是治疗方法(93.85%)、早期发现(76.92%)、预防保健(72.31%)、饮食要点(53.85%)、护理知识(52.31%)。

老年人总体特别想了解的慢性病主要有糖尿疾病、类风湿疾病、高血压、慢性支气管炎、卒中、骨质疏松、颈腰椎疾病、冠心病、前列腺疾病、胃溃疡和慢性胃炎、老年痴呆等。

老年人感兴趣的心理学知识分别有沟通技巧、情绪疏导、精神疾病的预防与识别、压力与健康、抑郁症等。

4.2.5 老年人患慢性病情况

老年人患慢性疾病情况与他们的健康信息行为直接相关,在本次访谈中,研究人员还就常见的几种慢性病罹患情况对老年人进行了调查。结果显示,50.77%的受访者患有高血压(需要长期吃药),47.69%的受访者患有关节炎,46.15%的受访者患有颈腰椎疾病,35.38%的受访者患有心脏疾病,30.77%的受访者患有糖尿病,15.38%的受访者患有痛风,另有 27.69%的受访者患有其他疾病。这些患有慢性疾病的老年人明显对于相关疾病治疗及保健的信息比较感兴趣。

4.2.6 健康信息的共享

健康信息共享现象是老年人健康信息行为的重要特征,本次研究的调查问卷结果也显示 92.31%的老年人都愿意分享,其中表示愿意完全分享健康信息的老年人达到 36.92%,而 55.39%的老年人愿意分享部分健康信息。因此在此次访谈中,也试图了解老年人不分享健康信息的原因,以及哪些健康信息是不愿意被分享的。

关于老年人不分享健康信息的原因,在访谈中,不少受访者说"健康和医疗问题比较隐私,和别人分享不太愿意";还有老年人表示"还是愿意分享健康信息的,只是自己文化水平不高,也没有什么东西可以说给别人听";另一种情况是"平时没有时间和别人交流,忙着干活""找不到分享的人";还有老年人表示"自己身体很健康,没有什么需要和别人分享的"。

当问到哪些健康信息不愿意被分享时,部分老年人认为"关于自己患病的信息不愿意分享,特别是一些不太好的病时,不愿意去交流,比如皮肤病、癌症之类";有受访者表示"涉及个人隐私的健康问题都不会和别人讨论交流";还有一位受访者说"自己花钱买来的东西不愿意白白讲给别人听"。

老年人最愿意分享的健康信息,根据访谈结果,主要是有关养生、锻炼和饮食健康方面的信息。

关于健康信息分享的场所,老年人选择比较多的是小区、锻炼公园、微信和电话。对于一些患有疾病的老年人而言,他们有一些"病友"圈子,会经常进行交流。在最近一次访谈过程中,因为疫情的影响,老年人分享的场所主要是微信和小区。

所以和问卷调查结果类似,访谈过程中,我们发现老年人健康信息共享意愿较高,但是不希望分享有关个人隐私的健康信息。

4.2.7 信息需求满足率及信息获取障碍

从受访者处获得的反馈表明,他们在健康信息获取行为上遇到了一些障碍。对于许多人来说,事先考虑到这些情况,是真正有效的应变。

1) 缺少足够的技能

在问卷中体现出来的健康信息技能主要是使用信息技术的能力,尤其是对于互联网的使用能力。

不少老年人表示"对电脑或手机网络只会一点点,甚至没用过",有的人对互联网或电子搜索工具的使用熟练程度为"一般"。在对"网络搜索引擎的使用情况"和"是否知道怎样从互联网中检索健康信息"的调查中,分别有很多人选择了不会使用搜索引擎和不知道怎样从互联网检索健康信息。不少老年人反映:"只会转发微信里的健康信息,但是后面想看时常常又找不到了。"

这就表明:虽然现在信息技术高度发达,但是老年人中还是有相当一部分人信息技能欠缺,不会使用计算机、搜索引擎,不会利用网络。信息化时代,通过计算机网络这一途径能获取最新、最全、最有效的健康信息,而老年人信息技能较低,这就影响了健康信息的获取和应用,进而影响其健康信息行为能力。

2) 健康信息不准确

有一个普遍关注的问题,大多数受访者都提到"健康信息不太准确,以前觉得电视上不会骗人,现在发现电视上不少都是广告,就是为了卖东西"。

有些老年人表示,"过去书里的内容还是比较让人放心的,但是现在的专家一天一个说法,都搞不清楚应该相信哪一个",甚至更为悲观地认为"有些医生提供的信息也不准确,可能是水平不行,也可能是想多开药"。

此外,从受访研究者的反应表明,"现在不少信息都是来源于网络,但是网上的信息更是不能让人放心"。

而信息过载也是老年人多次提到的问题,不少受访者认为现在获得健康信息的机会比以前多,但是有时候也显得太多了,"看都看不完,但是真正相关的内容又不多,所以有时也懒得看"。

3) 经济障碍

经济障碍也是阻碍老年人信息行为的一个因素,主要表现有"去医院费用高,不会为了一般问题去花钱""家庭条件一般,没有上网设备""看看电视好,不用花钱"。

4.2.8 信息技术对健康信息行为的影响

老年人被问到,在他们的健康信息行为活动中,他们是否使用信息技术。另外他们是否认为信息技术已经以积极的方式影响他们的信息行为。

这一问题的答案和年龄以及文化程度直接相关。年纪越小、文化程度越高的老年人越愿意使用信息技术,而且有机会获得网络信息,使得他们的健康信息收集更快、更容易使用。结果显示,一半左右(33 人)的老年人认为自己具备基本的网络使用技能,可以利用像微信之类的 APP,获取和共享健康信息。在访谈过程可以观察到,几乎所有(59 人)的老年人都有手机,其中 55 人是智能手机,而且在交谈中,不少人都表示家里拥有电脑或者 iPad。

大多数老年人认为,网络的价值很高。互联网络特别是智能手机已经显著地改变了老年人的健康信息行为。受访者还强调了互联网能节省时间、容易使用、能获得立竿见影的效果。而且还有一些其他原因,让手机网络成为老年人使用得最广泛的健康信息分享方式。他们中有不少人热衷于使用微信,转发各类健康信息。不难看出,老年人对 IT 和网络技术的价值和作用有一个明确的看法,都认为它在健康信息中扮演着重要角色。

也有少数(8 人)老年人表示,网络使他们对信息的收集和使用变得困难得多。他们表示学习使用网络比较复杂,这给使用者带来不小的困难。

4.2.9　健康信息服务的评价

在接受访谈的老年人中,对健康信息服务的评价不高,很多人用了"还行""还可以吧""比以前好些,但是还是不太满意"这样的表达。

对于哪些机构应该是健康信息服务的提供者,大部分老年人还是比较认可"医院是健康信息服务的第一选择";但是普遍反映大医院费用高,花费时间长,"如果大医院的医生能到社区医院来服务就好了""最好是像外国那样,每家都有一个家庭医生上门服务"。

也有相当一部分老年人认为"应该是政府来提供准确的健康信息服务"。当然通过深入沟通,这个受访者表示"政府应该提供免费的健康信息服务,而不是像医院那样,去看病去找医生问问题都要收费"。这也反映了一个事实:老年人对于健康信息服务的费用比较敏感。

对于图书馆在健康信息服务中的角色定位,不少老年人表示"没有意识到图书馆也是健康服务的提供单位",对图书馆的作用和能力表示怀疑。他们认为图书馆员不像医生,没有专业的医学知识,不太可能给老年人提供更好的服务。

关于商业健康信息机构,绝大多数人没有使用过,不太好评价。一些老年人表示"如果费用不高,可以试试看"。

关于健康信息服务的费用,大部分受访问者认为要控制在一个较低的水平上。一个老年人认为:"如果不是指看病的话,每年不超过200元,可以接受。"另一个老人说:"每个月10块钱差不多。"

关于健康信息服务的方式,一些老年人指出,最好能提供实时问答服务,有什么健康问题,就有专人提供答案;也有受访者认为需要针对某一特定疾病,提供定期的信息跟踪服务;还有老年人希望能有人对体检和检查的指标提供专业的指导。

还有健康素养培训的话题,不少受访者表示,"最好是能教会我们如何获取健康信息,判断信息真假,政府最好有专门的部门免费给我们培训""图书馆、社区都应该定期开设健康讲座,健康信息使用培训班""小区或者居委会应该多提供一些健康资源(图书、杂志、报纸)"。

4.3　小结

本章在前述问卷调查的基础之上,利用半结构化访谈对老年人的健康信息行为进行进一步和深入的了解,具体的研究工作包括以下几个方面。

首先介绍了本次研究的访谈情况,分别访谈了 15 个省市的 65 位老年人。

然后针对一些不能通过问卷调查了解到或者问卷调查结果中需要进一步了解的问题,采用半结构化访谈的方式,对健康信息行为的认识和投入、信息资源使用、健康信息的委托检索、健康信息共享、健康信息需求满足率和信息获取的障碍、信息技术对健康信息行为的影响、健康信息服务评价等多个方面进行深入了解。

参考文献

[1] Lee T W. Using qualitative methods in organisational research [M]. Thousand Oaks: Sage Publications,1999:246.
[2] Allen T J. Managing the flow of technology: technology transfer and the dissemination of technological information within the R&D organization [M]. Cambridge: the MIT Press,1977:184.
[3] 陈丽君.用户行为选择的表现及其法则[J].情报资料工作,1994,15(2):11-13.

5

老年人健康信息服务的内容

健康信息服务业属于健康服务产业的一部分。目前我国健康服务产业主要包括五大产业群[1]：一是以医疗服务机构为主体的医疗产业，二是以药品、医疗器械、医疗耗材产销为主体的医药产业，三是以保健食品、健康产品产销为主体的保健品产业，四是以健康检测评估、咨询服务、调理康复和保障促进等为主体的健康管理服务产业，五是健康养老产业。而老年人健康信息服务应该是一个涉及健康服务五大产业群的服务分支，当然主要是分属于健康管理服务产业。

健康信息作为公共产品，健康信息服务是公共信息服务的子领域。本研究认为健康信息服务就是向健康信息服务对象（包括自然人、法人和机构组织等）提供和发布的与健康或疾病相关的信息，通过健康信息资源的提供来帮助人们更好地解决健康信息需求，改善和控制自身的健康问题，进行健康相关问题的决策。需要指出的是，健康信息一般不涉及疾病的诊断和治疗过程，疾病的诊断和治疗属于专业医疗服务的范畴。

《"健康中国 2030"规划纲要》明确指出健康信息服务供给总体不足与需求不断增长之间的矛盾依然突出[2]。老年人健康信息服务的需求相较于年轻人更为旺盛，但是获取服务的能力又相对不足，导致健康信息服务满足率有待提高。本章将主要分析老年人健康信息服务的内容，推动针对老年人的健康信息服务的发展。

5.1 健康信息资源服务

健康信息资源服务泛指向用户提供健康信息资源的服务。考察健康信息资源服务，主要是考察健康信息资源的内容和形式。

健康信息资源按内容可分成医学学术信息、诊疗信息、健康资讯、人口信息、健康档案、电子病历、健康教育信息、卫生政策信息等。对于老年人而言，专业的医学学术信息需求量较少,老年人对于健康信息资源服务的最大需求在于诊疗信息、健康资讯、健康档案、健康教育信息、卫生政策信息等。

健康信息资源按使用受众分成专业健康信息资源和消费者健康信息。专业健康信息资源主要是指面对医务工作者或卫生专业人员的信息资源,比如医学教材、医学期刊论文、病历信息等。而"消费者健康信息"是指面向公众的医疗健康信息资源,其受众主要包含患者及其家属,或者其他需要健康信息的非医学专业人员[3]。因为受众的复杂性和交叉性,这两类健康信息也会重复、交叉。比如内科医生也会需要查找外科医生的门诊信息(消费者健康信息),或者普通人也会需要查找专业医学期刊的论文。老年人健康信息服务主要是属于消费者健康信息的服务。

健康信息资源按媒介可以分成传统健康信息和网络健康信息。网络健康信息,即通过网络传播呈递给公众的健康信息,包括各类网站、社交媒体、手机APP、微博、微信等,这是目前健康信息资源服务的主要形式。随着我国老年人互联网及手机的普及率不断上升,网络健康信息资源也逐渐成为老年人使用最多的健康信息资源类型。传统的健康信息服务媒体有图书、期刊、报纸、电视、广播等。传统媒体提供的健康信息通俗易懂,符合大众口味,不仅包括养生、医疗、疾病等信息,还包括许多其他健康相关信息。当然传统的健康信息资源也有自己的受众,特别是老年人因为多年的习惯,对传统的健康信息资源有较多的使用偏好。

5.2 健康信息素养培训服务

健康素养是指个人获取和理解基本健康信息和服务,并运用这些信息和服务做出正确决策,以维护和促进自身健康的能力[4]。更高的健康素养水平可以帮助人们利用可获得的健康信息保持自身及家人的身体健康。从国家卫健委这个定义中,可以看到健康素养与健康信息服务关系密切,当然健康信息服务不可能解决健康素养的所有问题,因此我们需要理清健康素养与健康信息素养、健康信息服务的关系。

2003年,美国医学图书馆协会给出了健康信息素养(health information literacy)的定义:即意识到健康信息需求,确认可能的信息源并运用其检索有关信息,评价信息质量以及具体情境下的适用性,分析、理解并使用信息做出合理健康决策的一系列能力[5]。而国家卫计委(现卫健委)办公厅在2015年12月30日颁布《中国公民健康素养——基本知识与技能(2015年版)》的相关文件,其中基本技能规定要求关注健康信息,能够获取、理解、甄别、应用健康信息[6]。比较这两个概念,我们不难发现两者具有明显的相关性,即健康信息素养是公民健康素养的一个重要组成部分,因此也不难看出健康信息素养的提升对于公民健康素养的重要性。国家卫健委发布的 2019 年全国居民健康素养监测结果显示[7],我国居民健康素养总体水平继续稳步提升,2019 年达到 19.17%,比 2018 年提升 2.11 个百分点。其中健康信息素养水平为 31.66%,比 2018 年提升 4.48 个百分点。虽然我国公民的信息素养提升幅度较大,但是老年人群等的健康素养水平仍相对较低[7]。本研究调查结果也发现,老年人的健康信息素养不容乐观,因此老年人的健康信息素养问题应该获得更多关注。通过健康信息服务,开展健康信息素养培训,提高老年群体的健康信息素养,已成为这个时代的一项紧迫任务。对于不同年龄、不同文化层次的老年人,健康信息素养的培养也应该针对其特点来进行,健康素养培养的内容和策略不能一蹴而就,要统筹规划、差异化实施。要借助信息技术,充分发挥新媒体在健康信息素养教育中的作用。尽快开发专门的健康信息素养量表,建立评价指标体系[8]。

5.2.1 提高老年人的健康信息需求意识

意识到健康信息需求是发生信息行为、寻求健康信息服务的前提。老年人因为身心逐步衰退,对健康信息的需求较多,但是不少老年人不能很好地发现和表达自己的健康需求。因此做好健康信息素养培训,我们应从老年人日常易接触的媒体、场所进行宣传和教育,让老年人在日常生活中接触健康信息、了解健康信息,从而营造主动获取健康信息的氛围,提高老年人的健康信息需求意识。要鼓励卫生服务机构开展健康信息素养教育,支持科研机构和非营利组织制作、开发相关的健康信息素养教育素材,让老年人能更多地接触到健康信息素养的教育。同时要充分发挥“医院—卫生室—社区”等卫生服务网络的作用,以社区卫生服务机构为终端,面向老年群体开展健康信息素养教育工作。另外像图书馆、老年活动中心等基层活动场所,也应该定期开展相关健康信息素养方面的宣传教育活动。

5.2.2 提高老年人获取健康信息技能

获取健康信息的技能是指能够确认可能的信息源,检索并获得相关的健康信息的技术和能力。健康信息的来源多种多样,例如广播电视、书报杂志、互联网站、手机 APP 和微信等,而老年人对健康信息来源渠道的不熟悉,成为老年人获取健康信息的障碍。提高老年人获取健康信息的技能,可以通过图书馆、社区机构加强健康信息来源的宣传与教育,让更多的老年人知晓健康信息来源,逐步丰富老年获取健康信息的渠道。同时要持续推进老年人网络和检索技能的培训。由于当今社会条件下,网络健康信息占比越来越高,如果没有网络及检索技能,将很难获取所需要的健康信息。在健康信息素养培训中,提升计算机、网络甚至手机的操作能力变得非常重要。国外对老年人的电脑培训十分成熟,对老年人开展从基础知识到网上冲浪,从文字处理到各种软件应用等系统培训[9],这对提高老年人获取健康信息的技能大有帮助。

5.2.3 提高老年人鉴别健康信息的能力

由于信息爆炸式的增长,使得信息质量参差不齐,大量低质量、甚至虚假的健康信息严重阻碍了老年人使用信息的效果。本研究的调查结果也显示,在老年人获取健康信息时,最大的障碍就是信息不准确。因此在健康信息素养培训中,提高老年人鉴别健康信息的能力就显得至关重要,特别是在网络健康信息领域,要教会老年人评价信息质量以及具体情境下的适用性,可以通过举办专题讲座,让他们了解正规健康信息网站的查找流程和识别技巧、一般诈骗网站的常用伎俩以及危害,提高老年人的警惕意识。鼓励老年人从政府、正规组织获取健康信息,通过像医院、图书馆这样的平台查询健康问题,防止上当受骗。只有老年人所获取的健康信息是真实的、可靠的,才能促使他们积极主动地获取和利用健康信息。

5.2.4 提高老年人健康信息的利用能力

获取健康信息,要科学地分析、理解并使用这些信息,才能做出合理健康的决策。在针对老年人健康信息素养培训的一系列能力中,利用健康信息的能力至关重要。可通过健康座谈会、义务体检等活动,促进老年人了解自身健康状况,学习识别所获取的健康信息的可靠性以及对健康信息的应用,提高老年人对健康信息的应用能力,并在生活中运用科学的健康信息来保障自身健康。当前国家大力推进健康促进工作,提升公民的健康素养,这对于提高老年人群健康信息的利用能力是一个极大的促进和帮助。

5.3 健康信息咨询服务

健康信息咨询服务也是健康信息服务的重要组成部分。健康信息咨询服务是利用各种信息处理技术,对健康信息开展搜集、加工、整理、分析、传递,向客户提供解决健康问题的方案、策略、建议、规划或措施等健康信息产品或健康知识。健康信息咨询服务的根本目的是通过向用户提供有价值的信息满足用户需求[10]。

老年人因为自己能力的限制,获取和利用健康信息的能力不足,健康信息需求满足率较低,因此健康信息咨询服务对于老年用户而言很有必要。在当前我国健康信息资源供不应求的环境下,互联网的快速发展和技术渗透促进了"互联网+健康"模式的发展和完善,同时也拓宽了健康信息咨询服务的渠道。老年人可以通过现场接待、热线电话、互联网网站、手机 APP 等途径开展定点和网络咨询,获取健康信息服务。

5.3.1 现场咨询服务

咨询服务最大的特点就是交互。虽然咨询服务越来越多地向网络咨询服务转变,但是还有一部分用户习惯于传统的面对面咨询方式,特别老年人对现场咨询情有独钟。因为面对面咨询一方面使交流更加充分有效,同时也能满足老年人情感交流的需求。因此在老年人健康信息咨询服务中传统的面对面咨询仍然需要保留,当然也需要有一些变化和创新。比如在现场咨询过程中,利用移动终端设备,将网络的信息及知识更加准确地传递给老年用户,同时在咨询过程中引导老年用户使用网络咨询工作,为继续跟踪服务做好准备。现在的健康信息现场咨询工作在一段时期内将表现为传统咨询服务与网络咨询服务逐步结合的复合型咨询服务模式。

5.3.2 电话咨询服务

目前电话咨询服务在信息技术的加持下,已经从过去的人工服务,发展到兼有人工服务和自动语音服务的交互式语音应答系统,未来随着人工智能技术的不断发展,电话咨询服务将在经过机器学习的人工智能的帮助下提供不逊色于医疗卫生领域专家的咨询服务。健康信息的电话咨询服务,一直以来受到政府及各类机构的重视。2005 年 12 月 9 日,卫生部(现卫健委)设立政府公益热线电话 12320;2012 年 3 月,国家卫计委(现卫健委)下发《卫生部关于进一步加强12320 公共卫生公益电话建设工作的通知》(卫办发〔2012〕14 号),要求各地卫生行政部门将 12320 建设纳入本地卫生事业改革发展大局,逐步构建覆盖全国的12320 卫生热线服务体系;2013 年 3 月,12320 公共卫生公益电话正式更名为12320 卫生热线[11]。通过这个电话,公众可以咨询卫生法律、法规和政策信息,学习健康知识与技能,也能进行投诉举报,开展预约诊疗。

5.3.3 网络咨询服务

网络技术的发展大大扩展了信息咨询服务的内容和方式,网络咨询服务不仅限于事实性问题解答,而且可以处理各类健康信息的咨询问题。网络咨询服务主要有电子邮件咨询、经常性问题解答(FAQ)、在线视频咨询、即时视频咨询、虚拟现实咨询服务和网站数据库咨询等形式。

电子邮件咨询服务早在20世纪80年代就在社会上开展,一般的Email咨询服务,通常明确承诺1天或2天内给予答复。网上咨询服务使身处各地的用户随时随地享受到健康信息服务,当然随着网络应用的变化,Email咨询在我国健康信息服务的领域开展并不普遍。

经常性问题解答(FAQ)是经过收集、总结经常遇到的典型问题,进行分类,做好周密解答,汇集答案,然后设计成网页。老年人在浏览这些问题时,点击想知道的问题后,就会显示匹配答案。FAQ设计得好,健康信息服务机构可以免去人工询问的麻烦,是一种节约时间和人力的、效果显著的网络咨询服务。

在线视频咨询服务可以通过视频会议软件、网上聊天软件,辅以摄像头、话筒等设备。咨询专家与用户可以面对面同步交流,即时沟通获得健康信息和知识,可以达到用户现场当面咨询的效果。

虚拟现实咨询服务[12]。计算机虚拟现实技术可以使用户享受到现场直接交谈的感受。计算机人工智能虚拟技术成功地应用到网络咨询领域,能形成真正的虚拟现实咨询模式,目前这仅是对未来信息咨询的较高形式的设想。

网站数据库咨询服务。随着互联网＋医疗的新业态发展,不少医院和企业开始尝试开展互联网健康咨询业务,以满足群众多元化的健康需求,比如在线健康信息咨询服务平台——平安好医生。截至2019年底,平安好医生注册用户数达3.15亿,医疗服务全年日均问诊量为72.9万人次,医疗咨询服务满意度为98%,其自主研发的AI辅助诊疗系统涵盖多达3000种疾病的诊疗知识,已累积6.7亿人次咨询量[13]。在2020年全球新冠肺炎疫情期间,平安好医生还正式上线英文版全球抗疫咨询平台(Ping An Good Doctor Global Medical Consultation Platform),为全球用户提供7×24小时新冠肺炎在线咨询[14]。

5.3.4　手机咨询服务

严格意义上讲手机咨询服务属于网络咨询,但是由于手机等移动终端的技术快速发展,功能变得越来越强大,使得利用手机开展健康信息咨询服务的广度和深度已经慢慢超越一般网络咨询服务。截至2020年6月,手机网民达9.4亿,网民手机上网比例达到99.2%[15]。目前通过手机开展健康信息咨询服务的形式主要有手机APP、微信等。比如微信,约有十亿人使用,支持发送语音短信、视频、图片和文字,可以群聊,非常适合进行一对一、一对多甚至多对多的信息咨询服务。

5.4 健康数据服务

数据服务是指提供数据采集、数据传输、数据存储、数据处理(包括计算、分析、可视化等)、数据交换、数据销毁等各种数据生存形态演变的一种信息技术驱动的服务[16]。对于老年人所需的健康信息数据而言,主要是健康数据的提供、可视化和分析等服务。

相比其他行业,医疗健康行业数据有其特殊性,具有下列特点:

一是数据量增长非常快。体检、病历、影像、检验等都会产生大量的不同格式的数据,利用这些数据实现个性化的服务。对慢性病和特殊人群的健康进行管理,发展健康数据服务成为新的趋势。

二是健康医疗数据的种类较多[17]。医疗过程数据大部分来源于医院信息系统;医学科研数据来自专门设计的医学研究或疾病监测,数据质量高,具有一定的针对性;自我量化数据主要是用户的体征信息,一般通过可穿戴设备等终端进行采集,具有方便、实时的特点;用户生成数据多为文本数据,如健康社区中与医生的互动、社交网络中与病友的交流等,对这些各种各类数据的分析将更有助于提供个性化的健康信息服务。

三是健康数据资源分布在不同的机构、系统以及平台中,即各级各类医疗机构。公立医院、私立医院、急救中心、康复机构、养老机构和实验室等都拥有相对独立的数据资源,医疗健康行业如何整合、利用并开发这些数据资源,对现有的法规和技术提出了很高的要求。目前对健康数据的处理比较保守,多数是在做一些基础的数据分享和管理,不同的医疗机构之间都无法实现统一的数据共享共用,这成为健康数据服务的瓶颈之一。

四是健康数据服务需要可以快速使用的数据,不论用户在哪都可以快速获取并使用。对于老年人来说,自身处理数据的能力比较弱,健康数据服务需要更加主动地分析健康数据所包含的丰富信息,提供更多的智能化预警以防止人工失误,促进更安全、更优质的医疗服务。通过这种深入的连接,把分析的数据反馈给老年群体,帮助他们进行健康决策,这样的数据才可以最大化地被利用。

五是健康数据可连接。技术发展到今天,可以产生健康数据的机构和设备众多。健康数据服务可借助先进的数据平台,将不同医疗机构或者医疗设备、甚至其他特定人群的数据库跨界进行互联互通,包括但不限于可穿戴设备、监护设备、康复设备、人口数据库、医院信息系统(HIS)等。老年人可以在医务人员的帮助下随时掌握自己的健康数据并实时监测分析,动态调整健康管理方案,让数据迅速发挥更重要的价值,进一步优化医疗资源配置、提升医疗效率与品质、提高健康管理水平。

改善健康数据服务，需要政府主导、信息技术支撑，在这方面上海市有了成功的案例。2019 年 4 月 23 日，上海市卫生健康委员会主任邬惊雷在做客"2019上海民生访谈"中表示，上海将利用信息数据化的支撑为市民健康提供精细化服务[18]。上海市共有 5 000 多所医疗机构，但面对全市 2 000 多万人口和外地患者的健康服务需求，压力依然巨大。随着互联网及信息技术的发展，上海卫生健康信息中心通过搭建"1+1+1""健康云""智慧健康小屋"等信息网络平台，将全市医疗机构集结在一起，不仅可以起到监管作用，而且还能对全市不同医院诊疗相关疾病的数据及治疗方式进行比较，从而进行优化管理，为市民提供便捷服务。

5.5 健康信息平台/管理服务

在信息爆炸的时代，健康信息呈现出数量大、类型多的特点，这给健康信息素养不高的普通居民，特别是老年人群利用健康信息带来了诸多不便，影响了健康信息的使用效率，因此在健康信息服务中，构建健康信息平台，推动形成"规范建档、有效使用、资源整合、信息共享、协同服务、数据安全可控、满足个性管理"的健康信息平台发展格局，也是非常必要。

我国政府一直很重视健康信息平台的建设。早在 2009 年，按照《中共中央·国务院关于深化医药卫生体制改革的意见》的总体要求[19]，各地级以上市卫生局都将建立、使用和管理健康信息平台，作为建立健全基本医疗卫生制度的重要举措。健康信息平台以健康档案为载体，更好地为城乡居民提供连续、综合、适宜、经济的公共卫生服务和基本医疗服务。2013 年 12 月，国家卫计委（现卫健委）和中医药管理局联合印发《关于加快推进人口健康信息化建设的指导意见》[20]，明确人口健康信息化的建设原则、总体框架、重点任务以及重点工程。全面统筹建设以全员人口信息、电子健康档案和电子病历三大数据库为基础，公共卫生、计划生育、医疗服务、医疗保障、药品管理、综合管理六大业务应用为重点，国家、省、市和县四级人口健康信息平台为枢纽，居民健康卡为载体，信息标准和安全体系为保障，互联共享和业务协同为关键的人口健康信息化工程。

2018 年 5 月 9 日，国家互联网信息办公室发布《数字中国建设发展报告（2017 年）》[21]。报告指出，健康中国信息服务体系基本形成，全民健康信息服务体系基本建立。我国已初步建立全员人口信息、居民电子健康档案、电子病历三大数据库，建成全球最大的传染病疫情和突发公共卫生事件网络直报系统，国家、省、市、县四级全民健康信息平台已初步实现联通全覆盖。完成中医馆健康信息平台国家级平台建设。28 个省份共制发居民健康卡 1 亿多张，全国三级医院全面实现电子病历诊疗,不断开展互联网健康咨询、预约就诊、移动支付等。1.3万余家医疗机构开展远程医疗服务,已覆盖所有国家级贫困县。健康医疗大数据资源目录标准体系初步建立,基本建成人口、法人、自然资源和地理空间、宏观经济等基础数据库。国家人口基础信息库已经通过验收,并面向全国政务部门提供服务。

健康信息平台的另一种类型是健康信息管理服务系统。这一系统将现代健康管理与服务和网络与通信技术相结合,是个人和医疗健康专业人员共同参与的一种新型管理和服务模式。通过该系统服务平台,个人能够直接查阅自己的健康档案、健康评估、膳食运动、药物处方等有关信息,并能获取医疗健康专业人员对客户个体化的健康服务信息,最终达到疾病及时、规范地预防、治疗和提高客户健康体质的目标。当前完全有必要、也有条件搭建这种能够管理健康信息的平台,让公众,特别是老年人能够管理个人健康信息资源,了解并掌握自己的健康情况,从而做出针对性的健康保健选择。在此可借鉴加拿大的经验。2009年,加拿大多伦多电信公司与微软公司签署了一份协议,主持和运作一个Health-Vault平台,以在加拿大全国范围内提供健康信息服务[22]。此项服务被称为TELUS健康空间,它首次为全体加拿大人提供一个空间来管理和存储他们的个人健康信息,并且进行诸如个人健康记录和慢性疾病管理、儿科保健和健康产品等方面的应用,通过电子方式来管理个人健康。

5.6　小结

本章主要分析了老年人健康信息服务的内容,对于健康信息资源服务、健康信息素养培训服务、健康信息咨询服务、健康数据服务、健康信息平台/管理服务等健康信息服务内容及特点进行了讨论,下一章将针对不同主体如何开展老年人健康信息服务内容展开研究。

参考文献

[1] 中国产业信息.2014—2016年我国大健康产业发展现状及发展趋势分析[EB/OL].(2016 - 10 - 13)[2019 - 09 - 20].http://www.chyxx.com/industry/201610/456436.html.

[2] 中国政府网.中共中央　国务院印发《"健康中国2030"规划纲要》[EB/OL].(2016 - 10 - 25)[2019 - 09 - 20].http://www.gov.cn/zhengce/2016-10/25/content_5124174.htm.

[3] 侯筱蓉,陈俊羽,赵文龙.面向公众的网络医疗健康信息质量分析[J].中国卫生信息管理杂志,2014,11(1):38 - 42.

［4］国家卫计委.国家卫生计生委关于印发全民健康素养促进行动规划（2014—2020 年）的通知［EB/OL］.［2020 - 03 - 31］. http://www. nhc. gov. cn/xcs/s3582/201405/da9eb5932deb4ac1b0ee67ca64d6999e. shtml.

［5］成佳,石艳霞,王浩.健康信息素养内涵探析［J］.医学信息学杂志,2019,40(3)：62 - 65,74.

［6］国家卫计委办公厅.关于印发《中国公民健康素养——基本知识与技能(2015 年版)》的通知［EB/OL］.(2015 - 12 - 30)［2020 - 03 - 31］. http://www. nhc. gov. cn/xcs/s3581/201601/e02729e6565a47fea0487a212612705b. shtml.

［7］国家卫健委.2019 年全国居民健康素养水平升至 19. 17％［EB/OL］.［2020 - 04 - 26］. http://www. nhc. gov. cn/xcs/s3582/202004/df8d7c746e664ad783d1c1cf5ce849d5. shtml.

［8］王辅之,罗爱静,谢文照.我国居民健康信息素养内涵及培养策略［J］.中华医学图书情报杂志,2013,22(8)：13 - 17.

［9］吴丹.老年人网络健康信息查询行为研究［M］.武汉：武汉大学出版社,2017：175.

［10］方媛,何伟军,杨艳妮,等.在线医疗社区信息咨询服务的用户感知价值研究［J］.中华医学图书情报杂志,2019,28(12)：13 - 18.

［11］12320.热线简介［EB/OL］.［2020 - 04 - 26］. http://www. 12320. gov. cn/.

［12］文庭孝.论图书馆网络信息咨询模式［J］.大学图书馆学报,2002,20(3)：55 - 57.

［13］平安好医生.《2019 年度环境、社会及管治报告》［EB/OL］.［2020 - 03 - 31］. https://www. jk. cn/aboutUs/news/114.

［14］平安好医生.上线英文版全球抗疫咨询平台［EB/OL］.［2020 - 03 - 31］. https://www. jk. cn/aboutUs/news/116.

［15］中国互联网络信息中心.第 46 次《中国互联网络发展状况统计报告》［EB/OL］.(2020 - 09 - 29)［2020 - 10 - 10］. http://cnnic. cn/hlwfzyj/hlwxzbg/hlwtjbg/202009/P020200929546215182514. pdf.

［16］百度百科.数据服务［EB/OL］.［2019 - 09 - 20］. https://baike. baidu. com/item/数据服务.

［17］王若佳,魏思仪,赵怡然,等.数据挖掘在健康医疗领域中的应用研究综述［J］.图书情报知识,2018(5)：114 - 123,9.

［18］上海：利用信息数据化的支撑,为市民健康提供精细化服务［J］.科技新时代,2019(2)：9.

［19］中国政府网.中共中央国务院关于深化医药卫生体制改革的意见［EB/OL］.(2009 - 04 - 08)［2020 - 03 - 20］. http://www. gov. cn/test/2009-04/08/content_1280069. htm.

［20］中国政府网.“加快推进人口健康信息化建设的指导意见”印发［EB/OL］.(2013 - 12 - 09)［2020 - 03 - 20］. http://www. gov. cn/zhuanti/2013-12/09/content_2593451. htm.

［21］新华网.健康中国信息服务体系基本形成［EB/OL］.(2018 - 05 - 09)［2020 - 03 - 20］. http://www. xinhuanet. com/health/2018-05/11/c_1122815479. htm.

［22］沈丽宁.国外健康信息服务现状扫描及启示［J］.医学信息学杂志,2010,31(6)：38 - 40,51.

6

老年人健康信息服务的主体研究

本文的实证研究发现大多数老年人独立获取健康信息的能力有所欠缺,获取的健康信息量与实际需求之间存在差距,尽管有亲自收集健康信息的意愿,但仍需要可靠的外部信息服务主体给予支持和帮助。

健康信息服务主体是生产、提供健康信息产品与服务的主要实体,一般来说健康信息服务主体有医疗机构、政府部门、图书馆、商业机构、非营利组织和个人等几大类。但是,老年人如何选择这些健康信息服务主体?各类主体在健康信息服务中各自承担的服务内容是什么?供给主体间又该建立怎样的关系,以保障健康信息服务的有效供给?这些问题都是讨论健康服务主体要回答的问题,也是老年人获得更好的健康信息服务的前提。

本章将分别围绕这些主体类型展开分析,以期为构建老年人健康信息服务多元供给的格局提供一些参考。

6.1 医疗机构开展健康信息服务的研究

根据前面对老年人健康信息行为的实证研究,我们可以认为医疗机构作为老年人健康信息服务的主体具有最大的优势。原因在于在各个健康信息服务主体中,老年人最为信赖的信息来源是医护人员(55.24%),最期待提供专业健康信息的机构是医疗机构(72.79%),而且医护人员和医疗机构凭借其专业的医学背景能充分满足老年人对健康信息准确性的要求,所以应该成为重点发展的健康信息服务主体,发挥基础作用。但是与医护人员所得到的信赖程度相比较,老年人从医护人员那里获取健康信息的实际比例却不是很高(38.79%)。在本研究开展的访谈中,我们了解到原因在于许多大中型医院门诊人满为患,常常出现"排队三小时,看病三分钟"的现象,医生单位时间内接诊患者过多,便将主要精力投入处理疑难重症上,无暇为老年人常见、多发的慢性病或系统退化性疾病提供详细健康指导,逐渐抑制了老年人群通过医疗机构专业人员获取健康信息的积极性。

由于我国分级诊疗制度尚不完善,综合性医院"超负荷"的运转状态还将长期存在,本研究建议各级政府可以选择发展社区医院等基层医疗卫生机构来弥补大中型医院在健康信息服务领域的缺位,并针对老年人的特点,为社区内老年人提供个性化的健康信息服务。事实上,根据英、美等发达国家健康保健系统的成功管理经验,社区医院,尤其是全科医生应该作为居民健康管理者的主体,在管理社区老年人的各种慢病、系统退行性改变、功能障碍和精神失调的同时,也应提供多方疾病预防、健康咨询和家庭护理等指导。

生活社区是老年人活动的主要范围,社区医院是老年人最便捷的就医场所。社区医生掌握老年人健康信息的第一手资料,其健康指导应该是最直接、最具有针对性的。然而,较之综合性医院,目前我国社区医院医疗水平普遍偏低,社区医生首诊患者机会较少,医疗服务大多停留在随诊配药等方面,诊疗技术得不到锻炼提高,公共卫生管理系统不够完备,对于老年人慢病控制和健康管理方面的指导比较欠缺,因此老年人对于社区医生的信任度还未达到一个理想程度,社区的医疗服务水平还需不断加强提高。

随着循证医学的发展,公众对临床决策的参与度越来越高。所以,医疗机构要积极重视健康信息素养教育和培训,可以与医学院校合作开展个性化服务,提高医疗卫生专业人员的健康素养教育水平,确保建立一支有能力的公共卫生和医疗保健工作队伍。

SWOT 分析是管理学中常用的战略分析方法,它将企业的发展战略分为自身的优势(strengths)、劣势(weaknesses)以及外部环境的机遇(opportunities)、威胁(threats)四个部分来考虑,从而综合分析企业所处的环境,科学制定企业发展战略。我们可以使用这种方法来为如何改进社区医院的健康信息服务寻找思路。

社区医院开展健康信息服务的 SWOT 分析,见表 6-1 所示。

表 6-1 社区医院开展健康信息服务的 SWOT 分析

项目	内 容
优势	① 社区医院毗邻生活区,老年人就医方便 ② 社区医生与患者关系相对紧密融洽 ③ 社区医生的工作量远小于综合性医院医生,有更多时间和精力向患者推广健康信息 ④ 可以进行上门服务

（续表）

项　目	内　　容
劣势	① 基层全科医生相对紧缺 ② 薪酬待遇偏低，难以留住高素质人才 ③ 缺乏有效激励机制，医生普遍积极性不高 ④ 设施陈旧、技术落后
机遇	① 国家正大力发展全科医学，进一步推进分级诊疗 ② 疾病谱改变，慢性病患者增多 ③ 更加完善的区域医疗卫生信息平台正在建立
威胁	① 社区居民对社区医院的专业水平信任度不高 ② 大中型医院对优秀医疗人才的争夺 ③ 全科医生的培养和任用制度还需完善 ④ 政府对基层社区医院的资金投入还需加大 ⑤ 应在医保制度等宏观政策上向社区医院倾斜 ⑥ 收费标准要求合理，能够为老年人所理解、接受

6.1.1　全科医生开展健康信息服务

从上述分析中我们可以看到社区医院提供健康信息服务工作具有相当的优势，而作为社区医院最主要的服务群体，全科医生是开展健康信息服务最重要的力量。美国家庭医师学会（American Academy of Family Physicians，AAFP）将全科医生定义为执行全科医疗的健康照顾者，"全科医生所受的训练和经验使他能够从事内科、外科等若干领域的医疗服务，对于服务家庭的成员不论其性别和年龄，或者是所发生的身体、行为及社会方面的健康问题，均能以专业的态度和技能提供持续与周到的医疗保健照顾。必要时也可以适当利用社区资源及专家咨询，向患者及其家庭提供相关的健康指导[1]"。

以全科医学最为发达的英国为例[2]。英国的全民健康保健系统（National Health System，NHS）始建于 1948 年，目前是世界上最大的公共基金医疗服务体系。NHS 有四大特点：一是全民覆盖，英国居民或持 6 个月以上签证者均可享有医疗服务；二是按需服务，按照医疗需求而不是保险缴费提供医疗服务；三是国家付费，政府用政府税款向医疗机构购买医疗服务；四是免费医疗，居民免费享有所有医疗服务，包括看病、检查、治疗和急救（只有部分人群需要交纳少量处方费）。NHS 分两大层次服务。第一层次是以社区为主的基层医疗服务，例如家庭医生（general practitioner，GP）、牙医、药房、眼科检查等。每一个英国居民都需到社区附近的一个 GP 诊所注册，看病首先预约 GP。如果需要任何进一步的治疗，都必须经由第一层次的基层医疗转介。第二层次医疗以医院为主，包括急症、专科门诊及检查、手术治疗和住院护理等。其中第一层次只占 20％ 的 NHS 资金，却提供了 80％ 的医疗服务，而绝大部分医疗服务由全科医生提供，因此，全科医生又称作"英国国民健康的守门人"。在英国，全科医生负责首诊、向医院转诊以及各年龄阶段居民所有的身心健康和卫生保健问题，包括新生儿健康随访、妇女产后避孕、各类身心疾病以及老人复合性慢病管理等。全科医生会最大限度地保护患者隐私，因此患者也愿意跟医生交流个人甚至私密的健康问题。全科医生始终按照"以患者为中心"原则，结合患者需求，邀请患者共同决策医疗方案，给予患者长期持续的帮助。由于全科医生与患者能够保持良好沟通，彼此建立了长期稳定的医患关系，很多矛盾都可以在内部解决。同时，由于全科医生收入在英国属于中等以上水平，大多数医生都比较满意自己的收入状况，医生开具的处方药由国家免费提供，医药分开，医生和患者之间不存在任何经济利益关系，因此全科医生被信任程度较高，具有较高的社会地位，提出的健康指导意见也较容易被患者采纳。另外，英国所有患者的诊疗过程都会详细记录。患者档案全面且详细，包括从出生到死亡的全部记录。2005 年后实现电子化患者档案后，全科医生每次接诊患者前都会浏览以前的病历记录，了解既往史、过敏史和前期治疗情况，为此次诊疗提供了重要线索和依据。同时诊所和医院之间能够信息共享，全科医生与专科医生之间通过邮件传递等形式可以密切观察患者转诊前后的病情变化，共同商讨最佳治疗方案。

而我国目前基础医疗发展水平还不尽如人意，尤其是全科医学尚属起步阶段。2015 年 9 月 11 日国务院办公厅发布《关于推进分级诊疗制度建设的指导意见》〔国办发（2015）70 号〕[3]，明确指出我国要逐步完善分级诊疗政策体系，基本形成医疗卫生机构分工协作机制，优质医疗资源要有序、有效下沉，使得以全科医生为重点的基础医疗卫生人才队伍建设得到加强。要大幅提升基础医疗卫生机构诊疗量，提高基础医疗资源利用效率和整体效益，使得社会就医秩序更加合理规范。要加强全科医生规范化培养，到 2050 年争取实现每万名居民有 2～3 名合格的全科医生，提高全科医生的基本医疗和公共卫生服务能力，发挥全科医生的居民健康守门人作用。

6.1.2　人员缺乏的困境

根据前面对于社区医院开展健康信息服务的 SWOT 分析可知，目前阻碍社区医院为老年开展健康信息服务的最大障碍实际上是人才的缺乏。从医疗行业内来看，要提高基层的服务能力，除了提高基层的硬件装备水平以外，更重要的是要加强以全科医生为重点的基层人才队伍的建设[2]。正是由于缺乏高素质的全科医生，社区医院的专业化水平才难以得到实质的提升，所以社区医院尽管相比较综合性医院具有方便就医、医患关系融洽、医生有足够时间与患者交流的优点，但患者出于对社区医院诊疗服务水平的不信任，往往还是对社区医院和全科医生敬而远之，也就无从开展健康信息服务。

而根据《2018 中国卫生健康统计年鉴》，2017 年我国全科医生约有 252 717 人，每万人口中全科医生数量仅为 1.82 人[4]，低于国家所要求的每万人配备 2～3 名全科医生的标准[5]。一方面基层全科医生紧缺，另一方面年轻的医学生又不愿意做全科医生。要解决社区医院开展健康信息服务时面临的人员短缺问题，必须提高全科医生的岗位吸引力。具体而言：

一是提升基层全科医生的薪酬待遇。长期以来，社区医院全科医生的待遇问题一直没有很好地解决，全科医师普遍待遇不高，缺乏应有的经济和社会地位，导致许多医学生对全科医生身份认同度不强[6]。要根据全科医生在维护社区居民健康的过程中起到的作用制定合理的薪酬标准，使他们劳有所得，不能与三级医院医生或专科医生差距过大，这样才能吸引更多的优质医学人才投入到社区卫生工作中，提高社区医院健康信息服务的质量。

二是加大社区医院硬件设施和信息化建设的投入。政府应投入经费为基层社区医院提供必需的办公和医疗设备，改善全科医生的工作环境，提升社区医院的诊疗水平，从而赢得社区居民的支持与信任。加强信息化建设，使全科医生能够更加便捷地管理社区居民的健康档案，从而为社区居民提供个性化的、更加有针对性的健康信息。

三是在考评体系与专科医生突出区别。在实际工作中，全科医生不被群众信任的原因之一在于群众仍是用专科医生的标准来衡量全科医生的工作，要求对各种疾病，包括疑难重症都能进行即时诊治。但其实，基层全科医生很有必要在服务特色上与专科医生划开界限，这也自然需要建立在一套不同于专科医生的考评体系之上。全科医生的考核评价指标，不能仅仅是学位、学术论文、专利、著作等，而更应是根据实际临床诊疗水平、患者满意度、慢病控制指标、公共卫生与预防医学控制指标等，这样才有利于全科医生正确认识自己的发展道路，提升工作积极性，通过服务社区居民来实现自己的人生价值。

6.1.3 健康信息服务收费问题

收费问题也是阻碍部分老年人从社区医院获取健康信息的障碍之一。老年人的生活主要依靠退休金，除此以外无其他固定收入，故对于金钱的消费是比较谨慎的。在问卷调查阶段，当被问及"你愿意为健康信息服务付费吗"时，被调查的老年人有一半回答不愿意。在对回答不愿意的老年人进行访谈时，笔者了解到，许多老年人回答不愿意的原因是因为担心健康信息的费用过高，会对自己的生活造成影响。当被问及所期望的健康信息收费标准时，大多数老年人回答的是每个月 10～30 元，还有一部分老年人希望能够在医保的范围内支付这笔费用。要使得社区医院的健康信息服务更快地为社区老年人所接受，政府还需要及时对医保政策做出进一步调整，在报销比例上向基层社区医院予以政策倾斜。

6.1.4　主动上门服务的问题

社区医院需要为大多数老年人提供便捷的服务，但是当为行动不便的老年人群提供服务时会面临许多问题和困难。在这些老年人有医疗需求时社区医院的全科医生一般会上门为他们提供相应的诊疗服务，不过健康信息需求不同于刚性的医疗需求，健康信息重在平时的积累，如果频繁地经由全科医生上门提供健康信息，必将造成卫生人力资源的极大浪费。故笔者就这部分行动不便的老年人如何获取健康信息提出了几条创新性的方法。

一是组建老年人互助组。由问卷调查反馈的情况我们了解到大多数老年人愿意同别人分享健康信息，根据这一点可以组织社区里的老年人组建老年人互助组，通过集体行动来增进彼此之间的交流，创造积极共享健康信息的氛围，并且通过彼此监督，将所学知识应用于实践，比如糖尿病患者互相监督，共同控制饮食来稳定血糖。同时，也可以鼓励其他热心的老年人多去那些行动不便的老年人家中做客，通过家长里短的问候潜移默化地向他们普及健康知识，来满足这部分特定人群的健康信息需求。

二是开展健康信息素养培训班。正所谓"授人以鱼不如授人以渔"，社区医生可以开展相应的健康课堂，教会老年人应通过哪些正规的渠道获取健康信息，并教会他们如何辨别流行的一些虚假健康信息，提高老年人自身的健康信息素养，让他们更有能力为自己的健康负责。

三是发动志愿者，构建良好的社区医疗互助氛围。有条件的社区可以鼓励大学生利用寒暑假的时间开展健康信息服务活动，作为大学生社会实践的一部分，采取健康专题宣讲的方式，或为一些"空巢"老年人提供专门的上门服务，在为他们送去温暖的同时向他们普及健康信息。

四是利用网络健康信息服务平台。最新的《中国互联网络发展状况统计报告》显示，截至 2019 年 6 月，我国 50 岁以上人群上网数量达到 1.161 44 亿人，占到全部网民 13.6%，老年人群上网数量及比例正在逐年迅速增加[7]。未来依靠网络为老年人提供健康信息必成一大趋势。我国已经初步建立了全民健康信息服务体系，国家、省、市、县四级全民健康信息平台已初步实现联通全覆盖[8]。另外像微信这些手机应用软件方便易用，使用者众多，社区医生要充分利用这些平台为老年人提供健康信息在线咨询服务，以人性化的方式最大限度地为老年人获取健康信息扫清障碍。

在采取网络手段普及健康信息的同时,仍不可忽视传统的社区医生随访对于老年人健康信息收集的重要性。社区医生面对面为老年人提供健康服务可有助于发现潜在的健康问题,并提供更加有针对性的健康信息,而且社区医生的人文关怀还有助于安抚老年人面对疾病时容易产生的紧张、焦虑乃至抑郁的情绪,这些作用都是其他方法所无法取代的。因此,仍有必要组织社区全科医生定期上门为老年人进行相应的健康服务。

6.2 图书馆提供健康信息服务的研究

严格意义上讲图书馆也属于非营利组织,但是考虑到图书馆在健康信息服务中的重要性,本研究单独将图书馆作为健康信息服务的主体进行分析。图书馆作为健康信息服务的主体在国外已经比较普遍,比如美国公共图书馆面向公众的健康信息服务已有较长的历史。美国公共图书馆协会(PLA)和美国国立医学图书馆网络(NNLM)联合发表的《促进社区健康:健康信息倡议》指出:获得可靠的健康信息是美国人福祉不可缺少的部分[9]。公共图书馆为用户平等地获取健康信息提供了多种服务。2016年的调查显示,在16岁以上的美国人中,71%的人认为公共图书馆有助于其查找所需的健康信息[10]。

在我国,图书馆向广大读者提供健康信息服务,是当前图书馆转型发展的一个必然趋势。未来的图书馆资源数字化和虚拟化的程度会越来越高,如何发挥图书馆的作用,在社会健康信息服务占据自身应有的地位,是图书馆需要认真思考的问题。

图书馆要主动参与公众健康素养促进项目,提供优质的健康信息资源,搭建健康信息资源服务平台,建立专门的健康科学图书馆,设立公众健康图书馆员,负责公众的健康信息服务,开展多种形式的健康知识普及活动。图书馆员则要提高对职业的认可度,充当健康信息素养教育者的角色,定位自己的服务人群和特色,参与提升公众健康素养的课程培训,让公众尽可能成为现代社会的"健康人"。

6.2.1 提高健康信息服务意识

近年来,图书馆为适应全球人口老龄化的发展趋势,加大了为老年人提供信息服务的力度,但是针对老年人的健康信息需求专门提供健康信息服务在我国图书馆界起步比较晚。公共图书馆虽然有比较丰富的向社会人群服务的经验,但是缺乏具备医学及健康专业服务能力的馆员及馆藏,而医学专业图书馆服务公众的意识不强,因此现阶段图书馆对老年人的健康信息服务成效不明显。针对这一现状,面对老年读者强烈的健康信息需求,图书馆特别是医学专业图书馆应该主动通过向老年人提供健康信息服务,扩大图书馆服务范围,帮助老年人提高健康信息行为能力和健康素养。首先是提高向公众提供健康信息服务的意识,特别是医学院校和医院图书馆,要主动打开服务大门,向社会公众开放。其次是加大医学文献资源的采购力度,保障健康信息服务的资源。公共图书馆提供介绍医学基础知识的教材和养生保健、用药常识的科普读物,医学图书馆提供医学专业图书、期刊,分层次满足老年人的健康信息需要。最后是要加强专业的健康信息服务馆员的培养力度。各级各类图书馆可以有意识地招收和培养一些具有一定医学背景知识和信息咨询服务经验的馆员,能够快速、准确地理解和分析老年人的健康信息需求,从而为老年人提供专业的健康信息服务。

6.2.2　提供优质的健康信息资源

图书馆最重要的职能就是为读者提供信息资源。在健康信息服务中,图书馆也要充分发挥好自己的优势。一般而言,信息资源建设包括文献资源建设、数据库建设和网络信息资源建设 3 部分。图书馆在提供健康信息资源服务时,要充分考虑用户使用信息的习惯,加强网络健康信息资源建设,比如美国国立医学图书馆(NLM)研发的在线医疗信息服务网站"Medline Plus"(https://medlineplus.gov/),就是一个成功的典范。Medline Plus 致力于提高用户对网络健康信息的获取的意识,帮助用户了解网络健康信息的获取渠道,提供优质的健康信息资源。该项目由政府资助、信息机构与医疗机构合作共同开发和运营,因此网站有丰富的学术科研信息和持续的服务,受到全世界的认可,2015 年就有来自世界各地的大约 4 亿人使用了 Medline Plus[11]。而就国内的现状而言,还没有一家图书馆建设出类似的网站,提供高质量的健康信息资源服务,这是国内图书馆界的缺位,也是未来图书馆努力的方向。针对这一问题,笔者建议国家相关政府部门(如卫健委)应该委托相关机构,比如中国医学科学院成立专门的国家医学图书馆,建设中国自己的"Medline Plus",给老百姓提供一个科学、易用、免费的健康信息权威网站,同时也能够促进中国健康相关信息走向世界,实现全球共享;促进世界范围内健康相关信息的传播利用,让需要健康信息的人获得可靠的健康信息。

6.2.3　开展健康信息资源评价服务

从调查及访谈结果来看,老年人大都表示健康信息资源使用过程中的一个主要障碍是无法判断信息资源的真实性及权威性。在疾病预防、诊治、健康促进等专业健康信息面前,普通公众属于弱势群体。为了提升公众对网络健康信息的利用度,给用户提供放心的网络健康信息服务平台,进行第三方健康信息质量认证评估非常必要。而图书馆作为传统的信息资源中心,一直以来都具有丰富的信息鉴别技能和经验。这就决定了在健康信息服务领域中,图书馆可以继续发挥这一优势,通过鉴别健康信息的外在特征和内容特点,特别针对网络上的健康信息给出一个科学、严谨的判断,为广大老年人作出一个基本的健康信息筛选。英美对医疗健康信息服务平台的信息评估非常值得我国学习借鉴,比如英国"NHS Choices"发布的信息需经英国信息标准(the information standard)认证,运营管理体系设有专门的技术审查组织——临床信息咨询组(the Clinical Information Advisory Group,CIAG)负责临床信息审查,因此发布的信息准确可靠、科学权威[11]。我国目前尚无政府或学术组织研发的具有较高权威性和推广性的网络健康信息质量评价工具[12],当然也要认识到图书馆毕竟不是专业的医务工作者,不能对信息内容进行深入的专业判定,但是通过信息外部特征、标题和摘要等来初步判断信息价值,对于广大老年人来说还是具有很大的帮助,这也是图书馆开展健康信息服务的一个优势所在。如果能够与专业的医疗或科研机构合作,就像美国国立图书馆成功的案例 Medline Plus 网站一样,图书馆就可以对提供健康信息的网站进行权威资质认证。因此本研究建议各省医学院校或医学科研机构图书馆可以在政府的支持下,先行先试,开展网络健康信息的鉴别认证工作,逐步形成品牌,让老百姓能够借助图书馆和专业医学机构的力量,进行健康信息鉴别工作。

6.2.4　提供健康信息素养培训服务

信息技术的日新月异,使得越来越多的数字资源出现,考察老年人健康信息行为特征时发现老年人因为健康信息素养不高导致健康信息获取障碍的比例很高。调查中老年人大多表示没有专门参加过健康信息素养或信息检索的培训。而图书馆是信息素养培训的主要阵地,在未来健康信息服务领域中,提供健康信息素养培训也应该是图书馆责无旁贷的工作。图书馆可以发挥自身优势,将过去成功的培训经验加以利用,帮助老年人应对科学技术的快速发展,提高健康信息素养,"授人以渔",高效地获取和利用健康信息,提升健康信息行为效率。

在培训形式上,可以采用多种培训形式并举的方式,在线培训课程、讲座、编写操作手册、向老年人提供实时咨询等都是受老年人欢迎的形式。同时图书馆也可以利用图书馆公用电脑的优势,开展一些基础的电脑及互联网使用培训,全方位提升老年人的健康信息素养。

6.3　商业机构开展健康信息服务的研究

在健康信息服务市场化的过程中,商业机构是重要的组成部分。以企业为代表的商业机构作为健康信息服务的主体,是以盈利为目的的。商业机构的目标是实现利润最大化,预计会产生更高的利润,商业机构才会决定提供健康信息服务。商业机构这种竞争与逐利的特质决定了它在健康信息服务供给中更有效率、更有质量,但是也正是缘于此,它更多会进入能带来利益的健康信息服务领域。

分析商业机构开展老年人健康信息服务的行业现状,存在一些问题,主要表现在没有形成合理、规范的健康信息服务环境;健康信息服务业定位不清,消费者无法识别健康信息服务与其他健康服务业的区别;从事健康信息服务的企业特点为小、散、乱,没有全国性的品牌领军企业,缺乏行业自律;健康信息收费缺少统一的市场定价机制,老年人接受程度不高。当然健康信息服务业作为一个快速发展初期的行业,遇到这些行业发展普遍出现的问题,也是正常现象。发展中的问题,只能在发展中解决,通过创新监管、媒体引导、行业自律,可以有效破解行业当前面临的困局。

6.3.1　保证健康信息的科学性、真实性

当今老年人对健康信息服务的需求,多基于对自身健康的预期和重视,即希望通过购买健康信息服务,改善自身的健康水平。因此商业健康信息服务的发展,必须将服务的健康科学性放在首位。一方面要加强对商业健康信息服务人员专业性的要求,制定健康信息服务行业的从业人员标准,因此相关服务提供方需要通过加强培训提升服务人员水平,进而提高健康服务的科学性。另一方面要形成健康信息服务的行业自律,强调健康信息服务是直接关系到公众的身心健康的服务产品。要保证健康信息的质量,既要求服务主体不断提高健康信息服务的专业性和科学性,以满足老年人的需求;也需要相关管理部门在监管中重视对服务机构的资质、服务机构的诚信度和服务健康科学性的考察。目前我国对健康信息服务管理法规主要是卫生部(现卫健委)的《互联网医疗保健信息服务管理办法》[13]、国家食品药品监督管理局制定的《互联网药品信息服务管理办法》[14],目的是为了规范互联网医药保健信息服务活动,保证互联网医药保健信息科学、准确,促进互联网医药保健信息服务的健康有序发展。但是在具体监管的过程中,对网络发布的健康信息的监管仍然面临很多困难。一是面对各网站发布的海量健康信息,对应着庞大的监察工作量,就目前的技术和人力资源配置

很难保证监管效果;二是由于互联网的虚拟性和信息发布的即时性,对健康信息发布者的及时跟踪和调查取证有一定难度;三是信息监管相对信息技术的发展速度和信息的海量产生存在滞后现象,填补相关法律法规上的漏洞还有待时日。因此本研究建议可以从以下几方面提高健康信息内容监管的力度:一是明确规范信息内容的范围与标准,比如专业医疗信息和健康服务类信息的范围不同,监管力度不同;二是发挥行业协会鉴别管理效能,通过医疗机构、科研单位、图书馆等进行健康信息鉴别工作;三是利用智能化信息规制工具,通过人工智能对健康信息的内容进行技术性的识别、筛选、过滤;四是压实网络平台主体责任,对于发布虚假健康信息的主体要给予严惩,比如像"魏则西事件"中,相关责任主体应该被国家有关监管部门严肃处理。

6.3.2 服务定价要合理

根据本研究的调查数据,老年人对于健康信息服务的付费意愿受服务价格影响巨大。而商业健康信息服务的主要购买人群是健康状况有缺陷、家庭支持不足的老年人,他们通过有偿购买的方式满足对健康信息服务的需求。因此健康信息服务的价格是影响服务市场接受程度和发展状况的重要因素,已有的研究结果也表明,经济水平对老年人的购买意愿有显著影响。在实际中,老年人对健康信息服务有着非常大的需求,但需求主体,即老年人的收入水平整体并不高。这一方面要求商业机构在老年人健康信息服务定价环节必须考虑老年人的实际承受能力,提高服务的性价比,在满足服务质量和老年健康信息需求的同时,将价格区间定在合理范围内;同时也要求政府监管部门在遵循市场规律的同时,适当对服务价格实行管控,并尝试通过政府购买、纳入医保、提价补贴等多种方式提高老年人健康信息服务的可及性,让更多的老年人有能力购买。这样既能更好地发挥健康信息服务的作用,也有利于这一产业更健康、持久地发展。最后也要培养老年人对健康信息服务的消费意识,除了公共健康信息外,像个性化医疗保健、健康教育等信息需求属于个人健康信息消费,由市场主体供给,需要付费。在市场机制下,市场主体提供的差别化多层次健康信息服务才能有效满足老年人不同质、不同量的多元化健康信息需求。

6.3.3 健康信息服务网站

在商业化的健康信息服务行业中,互联网上各类健康信息网站是一种重要服务形式,基本可以分成这三种类型:一是医疗及健康信息咨询共享类。其中提供养生知识应该是目前最常见,也是最受欢迎的一种。随着文化水平的提高,许多人开始关注生活的质量,因此对养生和预防疾病尤为看中,经常会搜索一些关于健康作息、营养膳食、运动以及中医滋补药方等的信息。还有比较常见的是搜索其他人关于治病过程的帖子以做参考，包括对某医院或某医生的评价、治疗方案的比较等。知名网站有中国健康服务网、百度知道等。二是社交网站类。这种网站的客户群主要是一些慢性疾病患者，比如糖尿病、高血压和肿瘤。其主要的意义在于为这些"同病相怜"的患者或患者家属提供一个信息交流平台，互相结识，共享健康信息，促进疾病的治疗、康复和控制，并从交流中吸收"正能量"。知名网站有糖尿病论坛、肝宝宝、肿瘤病友网等。三是医疗及健康信息点评类。这类主要是网友就医后针对某家医院或医生的评论，有一些知名网站如三九健康网和好大夫在线专门集合了国内各科医生的专业信息，供网友参考选择。

总体而言，健康信息服务网站需要基于大数据，其数据采集来源主要有个人在医院的体检信息、诊疗信息，环境保护部门的空气和水质量信息，食品监督部门的食品质量信息和气象部门的气候变化信息等。这些信息的收集就存在一个个人隐私信息安全的问题，根据本研究的发现，老年人群体对于个人健康信息隐私比较关注，商业化健康信息服务不能很好地被接受，担心健康档案、个人隐私泄露是一个重要原因。因此商业化的健康信息服务网站应当在采用健康信息大数据时充分考虑个人隐私的合法保护。原国家卫计委副主任金小桃就指出，个人的健康医疗信息最为敏感，属于隐私保护范围，要依法进行严格管控保护，绝不能公开或泄露，一定要加强应用安全风险评估和防范[15]。一旦个人健康信息被泄露，相关的商业机构必须受到法律的惩处。比如美国最大的健康保险公司之一 Anthem 由于没有保护好患者的数据，被黑客侵入，导致 7 900 万人的医疗数据泄露，被罚款 1 600 万美金[16]。

6.3.4　医疗健康类 APP

互联网医疗健康类 APP 是近年来蓬勃发展的商业健康信息服务模式，最早只是健康信息网站在移动端的延伸和拓展，但随着智能手机的功能越来越强大，出现了大量手机应用软件 APP 供广大消费者使用，其丰富性和易用性已经远远超过传统的网站。比较常见的有每天记录体重、监测血压和空腹血糖指标的健康管理 APP，相关数据提交后，可以在网站上自动生成各种曲线图进行分析，并自动就有关健康问题提醒使用者。知名 APP 有大姨妈、走起等。

但鱼龙混杂的医疗健康类 APP 产品对消费者，特别是缺乏信息技能的老年人会造成一些负面影响，也对医疗健康类 APP 的快速、健康发展产生了副作用。

首先，医疗健康类 APP 提供诊疗意见的专业性尚待考证。医疗健康类 APP 提供大量与医疗、健康相关的信息，部分来源于医疗资料，部分来源于网络，部分来源于网友的回答，其提供的医疗及健康信息的专业性、真实性、可信度缺乏专业论证,这些非专业甚至是错误的诊疗意见将会影响公众对医疗常识的认知和自我健康的判断,最终可能会导致严重的后果。

其次,医疗健康类 APP 数据分析的准确性未知。很多医疗健康类 APP 发挥诊疗功能最主要的是使用大数据的分析和运用,而这个过程涉及健康和医疗信息的获取、分析、计算等一系列复杂的过程,而目前国内尚未对此类 APP 出台强制性技术标准和认证,因此分析结果的真实性、可靠性存在疑问,如果误诊极易产生负面影响。

再次,医疗健康类 APP 服务的隐私保护还存在问题。付少雄、赵安琪结合国内健康 APP 的用户量和下载排名,选取 20 款健康 APP 进行研究[17],指出健康 APP 的隐私保护政策多数未达到个人信息安全的规范标准,健康 APP 企业较少设立单独的用户隐私团队或部门,未成年信息保护是国内健康 APP 隐私保护政策中的薄弱环节。由于老年人对于法律意识和技术能力不足,在使用医疗健康 APP 时,容易出现不能很好保护个人隐私的情况。例如,平安好医生的用户一旦接受协议,则主动将其发表的所有信息内容,全部独家且不可撤销地转让给平安好医生,即使用户注销,也不能清除个人信息,而这些对于老年人来说,是不可能知道的权益损害[17]。

此外,医疗健康类 APP 服务的可持续性存在疑问。目前许多医疗健康类 APP 发展迅速,每天都会有大量 APP 上线,但同时也会有很多 APP 退出市场,这就给老年人带来一个困境,就是这种健康信息服务不能长期、持续提供服务,导致用户无法获得良好的使用体验,从而失去了使用的兴趣。

最后,消费者使用医疗健康类 APP 的权益不能得到很好的保障。医学及健康关系到人们身心健康,老年人使用医疗健康类 APP 时,一旦产生负面影响,消费者追索赔偿的权益很难得到保障。医疗健康类 APP 属于第三方应用终端平台,除了一些实体单位上线的医疗 APP,其他很多单纯的医疗 APP 是多方共同应用的平台,应用者多为非实名注册用户,尤其是信息的提供者,一旦出现危害后果,追诉目标很难确定。使用者应追诉研发者、APP 所有者,还是信息提供者,或是采取联合追诉方式,目前都还没有相关的法律规定。

因此,在发展商业化健康医疗类 APP 时,一方面为了保护消费者权益,另一方面为了保证健康医疗类 APP 的质量,净化医疗健康类 APP 市场,促进其健康、稳步发展,需要对医疗健康类 APP 做出相应的监管措施。

6.4　政府部门开展健康信息服务的研究

我国的医疗体制改革把关注民生、提高居民的健康生活水平作为重要的战略目标。政府部门要明确自身在公众健康方面的主导作用,重视相关政策的制定和提供资金支持,优先保障公共卫生基础设施和基本医疗服务到位,保证健康信息传播渠道畅通,加大对公众健康信息素养研究的投入,促进健康素养水平的提高。

一般来说,政府部门对于公共服务的干预主要有"监管、付费和直接提供"这三种主要模式。通过对老年人的问卷及访谈调查可以看出,半数的老年人希望政府部门能在健康信息服务上有更多的作为。对健康信息服务而言,本研究认为在理清政府权责的基础之上,政府在健康信息服务中要发挥主导作用,应该注重以下五个方面的内容,一是改善健康及医疗环境,二是要加大健康信息供给服务力度,三是规范健康信息生成与传播,四是加强健康信息监管,五是强化健康信息服务管理组织领导。

6.4.1 改善健康及医疗环境

医疗环境对用户的健康信息需求和行为有显著影响。看病越难、医患关系越紧张,用户越倾向于在线搜索健康信息。改善医疗环境不仅指改善现有的医疗环境,更重要的是规范健康信息环境。安全可靠的健康信息环境是用户获取健康信息并满足用户需求的必要保障。

政策是行为的指导思想,是行动的指南针,好的政策指导可以达到事半功倍的效果,而法律是政策得以实施的保证,是具有国家意志性的规范。因此,国家应当制定相关的法律法规,出台合理的健康信息政策,正确引导用户健康信息需求,规范网络健康信息质量,充分保障网络群众获得正确信息的权益。特别是个人健康档案及隐私的保护上要及时完善、出台法律法规。防止社会大众,特别是信息技能较差的老年群体,因个人信息泄露造成的各种风险和损失。

用户的健康信息需求包括对健康信息类型、健康信息专题、健康信息网站的需求,因此,各级政府和公立医院要积极健全相关网站,完善和丰富网络健康信息资源,从不同角度多方位满足用户的健康信息需求。不仅如此,政府从宏观层面利用图书馆、医院、大众媒体等平台积极引领社会需求,正确引导用户健康需求,潜移默化的促使人们关注健康信息,不断提高人们的健康意识。通过正确规范健康信息需求,促进人们通过网络搜寻并利用健康信息,合理配置资源。例如,图书馆应宣传网络健康信息,医院除了治疗疾病以外向患者广泛推荐权威健康网站,通过大众媒体积极宣传疾病预防知识等,利用多方位渠道不断满足用户网络健康信息需求。

6.4.2 加大健康信息供给服务力度

《"健康中国 2030"规划纲要》明确指出健康信息服务供给总体不足与需求不断增长之间的矛盾依然突出[18]。作为政府部门可以通过 3 个途径加大健康信息服务供给。一是基础性健康信息服务由政府供给来完成,比如公民基本健康信息网络平台建设、健康素养监测、居民健康信息调查与信息提供、卫生政策法规信息咨询、公民健康隐私保护等。强化政府在制度建设、规划和政策制定及监管等方面的职责。二是政府领导和组织相关事业单位提供健康信息服务,比如明确公立医疗机构有向城乡居民提供健康信息服务的职能;要求公共图书馆主动提供健康信息服务,医学图书馆要向公众开放;医学科研院校及机构要有健康科普的任务。Medline Plus 就是美国政府主导下,美国国立医学图书馆建设的极具影响力和代表性的权威健康信息服务网站,它不仅为人们提供医学问题的答案,还是集健康教育、医学研究、数据查找和热点信息发布于一体的百科医书,不论是医学专业人员还是普通大众,都可以依靠它得到确切的、最新的医学信息[19]。三是政府向企业或社会组织购买健康信息服务,发挥市场在资源配置中的基础性作用,激发社会活力,不断增加健康服务供给,提高服务质量和效率,比如健康咨询热线的运营,就可以外包给企业。政府购买健康信息服务是破解我国现存健康信息服务供给困境的有效途径。但是,政府要在购买全过程中加强监管,考察企业、社会组织具备生产健康信息服务的能力;给予足够的资金支持;要在公共健康信息服务供给中承担制定供给计划、监督供给流程、评估供给效果、完善供给标准的责任。

6.4.3 规范健康信息生成与传播

在国务院颁布的《国务院关于促进健康服务业发展的若干意见》[20]和《"健康中国 2030"规划纲要》[18]中,将促进健康信息共享,持续推进覆盖全生命周期的预防、治疗、康复和自主健康管理一体化的国民健康信息服务,实现健康信息资源地有效利用与共享,提升健康信息服务质量和服务水平,作为国家健康卫生事业发展的战略重点。要做好健康信息的规范工作,可以从以下几方面着手:一是规范健康信息生产者,尽快建立健全健康信息生产准入制度,无论是政府机构、各类组织、商业公司还是个人,如果要生产健康信息,都需要遵守相应的法律法规。二是对产生的健康信息要实现内容评价、规范传播机制。目前,关于健康信息生产和传播的规范和标准等还未统一,要更好地提供高质量的健康信息服务,评价获取的健康信息,评价模型和评价标准、规范必不可少。因此,政府部门要组织医疗机构、医学院校和科研单位,让医学专家、医学信息专家和信息技术专家通力合作,尽快建立关于健康信息资源质量的评价标准和规范,完善健康信息的生产、传播、评价和管理。三是政府必须为基本健康信息评价认证提供充分的财政保障,对于发展健康信息服务的特殊发展需求(如高端智能设备、云计算和大数据的运用),政府可以通过购买服务、合同外包、许可或者是托管等方式来进行市场化的管理。四是对于不符合健康信息规范和标准的生产和传播主体要及时处理,保证公众能获得规范化、科学性的健康信息。互联网健康信息服务内容必须科学、准确,符合国家有关法律、法规和医疗保健信息管理的相关规定。提供互联网健康信息服务的网站应当对发布的全部信息包括所链接的信息负全部责任。

6.4.4 加强健康信息服务监管

监管是政府在健康信息服务主体职能的重要体现。加强健康信息服务监管,可以做好以下几方面的工作:第一,树立开放、包容的监管理念。要把促进健康信息服务,支持和包容多元健康信息服务主体发展为目标。监管规章制度要建立在尊重健康信息服务特点与规律的基础上,协调各方的利益。第二,保障健康信息内容安全,打击网络犯罪,明确监管立法红线。信息内容安全与网络犯罪是网络监管的底线,一旦出现突破底线的情况,要及时处理、监管到位。比如是否利用性知识宣传和性科学研究的名义传播淫秽内容,是否刊载违法广告和禁载广告。第三,明确监管内容的范畴,划定健康信息规范的边界。关键是非法、不符合规范的认定标准需要政府部门谨慎合理设定,结合我国健康信息服务发展做综合性的考量。第四,运用传统行政工具的同时,更要重视信息技术监管工具。相较于法律工具的滞后性而言,技术工具更灵活多变,能够显著提升监管效能。第五,监管健康信息服务商的资质。比如开办医疗机构类网站的,其医疗机构的真实性和合法性;提供医疗保健信息服务的,是否取得互联网医疗保健信息服务资格,是否超范围提供服务;提供科学研究信息服务的,其主办单位是否具备相应资质,是否违规向非专业人士开放。

下面就当前健康信息服务中发展最为迅速的医疗健康类 APP 的监管,展开详细说明。医疗健康类 APP 近年来获得了飞速的发展,但是质量上良莠不齐,作为健康信息服务主体的政府部门,可以借鉴发达国家的先进经验和监管模式,加强对医疗健康类 APP 的监管。

美国作为发达国家,对医疗健康类 APP 的监管相对较早,监管体系也相对较为完善。美国食品药品监督管理局(Food and Drug Administration, FDA)于 2013 年首次发布了"移动医疗应用指南"(Mobile Medical Applications, MMA guidance),并于 2015 年和 2019 年进行了更新,解释了 FDA 对设备软件功能的监督,包括移动医疗应用,设备和那些可能会给患者带来更大风险的软件,以及会影响传统医疗设备功能或性能的软件[21]。在 2019 年,FDA 根据 21 世纪治愈法案第 3060 节(Section 3060 of the 21st Century Cures Act)的规定更新了指南,并正式更名为"设备软件功能和移动医疗应用指南的政策"(the Policy for Device Software Functions and Mobile Medical Applications Guidance)[21]。

相比美国相对严格的医疗健康类 APP 监管,欧盟对移动健康应用的认证批准流程显得高效开明。在进行批准认证时,欧盟授权成员国范围内超过 70 个评审机构可以进行审查,一旦一款设备或者 APP 通过了其中任何一个机构的审核批准,便可以在整个欧盟范围内进行销售。因此,相对来说效率较高[22]。2013 年 10 月,医疗设备监管部门国际论坛同意在未来五年内向医疗软件的标准化监管方向迈进。欧盟已经开始着手建立一个更加标准化的测试系统,并决定在 2015 年由欧洲议会发布一份关于使用电子设备进行医疗卫生保健工作的报告。这种标准化措施可以合理化审批认证流程,减少监管的不确定性[22]。

相对来说,发展中国家对于健康医疗 APP 的监管相对来说较为不足,当然这也与发展中国家的经济和社会发展水平直接相关,许多国家的健康医疗 APP 开发还处于起步阶段,甚至缺少本国研发的医疗健康 APP。但是一些新兴的国家,比如韩国对健康医疗 APP 的监管也比较宽松。在 2014 年 3 月之前,韩国认定带有移动健康应用和相关功能的三星手机不是医疗设备,并不存在任何的监管限制[23]。

虽然中国医疗健康 APP 起步相对较晚,但是发展很快,据分析我国 2015 年移动医疗 APP 数量达到 6 000 多个[24]。作为有关生命安全的健康产品——健康医疗 APP,理应受到政府相关部门的严格监管。2018 年 4 月,国务院办公厅发布《国务院办公厅关于促进"互联网＋医疗健康"发展的意见》(简称《意见》)[25],提出要健全"互联网＋医疗健康"标准体系,国家卫生健康委员会、国家网信办、工业和信息化部、公安部、国家市场监督管理总局负责对"互联网＋医疗健康"服务产生的数据进行行业监管;国家卫生健康委员会、国家网信办、工业和信息化部、公安部负责严格管理患者信息、用户资料、基因数据等,对非法买卖、泄露信息的行为依法依规予以惩处。虽然还没有专门针对医疗健康类 APP 的监管法规出台,但是从《意见》可以看出我国已经开始着手加强对医疗健康类 APP 的监管,确保未来医疗健康类 APP 市场健康的发展环境。

6.4.5　强化健康信息服务的领导、组织和管理

政府在强化老年人健康信息服务的领导、组织和管理功能上,要做好以下一些工作。

1) 领导和组织好各类服务主体

健康信息服务要坚持政府主导,发挥市场机制作用,组织好各级各类组织、企业、个人加入健康信息服务,破除利益固化藩篱,清除体制机制障碍。推进老年医疗卫生服务体系建设,推动医疗卫生服务延伸至社区、家庭。健全医疗卫生机构与养老机构合作机制,支持养老机构开展医疗服务。推进科研单位和医学院校开展健康信息服务,为老年人提供高质量健康信息、健康科普和健康信息素养教育。鼓励社会力量和企业开展健康信息服务,强化老年人健康管理。引导有能力的个人(医学专业人才)投身健康信息服务,合理获得报酬。通过政策引导、机制鼓励,充分调动各类健康信息服务主体的积极性,促进健康信息服务的发展。

2) 推动制定、修订促进健康信息服务业发展的相关法律、行政法规

以规范服务行为、提高服务质量和提升服务水平为核心,健全服务标准体系,强化标准的实施,提高健康服务业标准化水平。在新兴的健康信息服务领域,鼓励龙头企业、地方和行业协会参与制订服务标准。在暂不能实行标准化的健康信息服务行业,广泛推行服务承诺、服务公约、服务规范等制度。完善监督机制,创新监管方式,推行属地化管理,依法规范健康服务机构从业行为,强化服务质量监管和市场日常监管,严肃查处违法经营行为。

3) 发挥科技创新和信息化的引领支撑作用

政府夯实健康信息服务业发展基础,推进健康服务信息化。制定相关信息数据标准,加强医院、医疗保障等信息管理系统建设,充分利用现有信息和网络设施,尽快实现医疗保障、医疗服务、健康管理等信息的共享。积极发展网上预约挂号、在线咨询、交流互动等健康服务。以面向基层、偏远和欠发达地区的远程医疗及健康信息咨询、指导和教育等为主要内容,开展健康信息服务平台建设。支持研制、推广适应广大乡镇和农村地区需求的低成本数字化健康设备与信息系统。逐步扩大数字化医疗设备配备,探索发展便携式健康数据采集设备,与物联网、移动互联网融合,不断提升自动化、智能化健康信息服务水平。

4) 加强从业人员诚信体系建设

引导企业、相关从业人员增强诚信意识,自觉开展诚信服务,加强行业自律和社会监督,加快建设诚信服务制度。充分发挥行业协会、学会在业内协调、行业发展、监测研究,以及标准制订、从业人员执业行为规范、行业信誉维护等方面的作用。建立健全不良执业记录制度、失信惩戒以及强制退出机制,将健康服务机构及其从业人员诚信经营和执业情况纳入统一信用信息平台。加强统计监测工作,加快完善健康服务业统计调查方法和指标体系,健全相关信息发布制度。

5) 促进提高全民健康素养

推进全民健康生活方式行动,强化家庭和高危个体健康生活方式指导及干预,开展健康素养促进专项行动。建立健康知识和技能核心信息发布制度,健全覆盖全国的健康素养和生活方式监测体系。加强精神文明建设,发展健康文化,移风易俗,培育良好的生活习惯。各级各类媒体加大健康科学知识宣传力度,积极建设和规范各类广播电视等健康栏目。

6) 加大健康教育力度

将健康教育纳入国民教育体系,把健康教育作为所有教育阶段素质教育的重要内容。以学校为重点,建立学校健康教育推进机制。建立并完善国家级、省级两级健康科普专家库和国家级健康科普资源库,构建健康科普知识发布和传播机制。建立医疗机构和医务人员开展健康教育和健康促进的绩效考核机制。利用新媒体拓展健康教育。

6.5　非营利组织提供健康信息服务的研究

"非营利组织"的概念是从国外引进的,英文称作"Non-Profit Organization",简称 NPO[26]。在美国,也把公益性的组织称为非营利组织,以区别于企业组织(营利性的组织)。关于"非营利组织",目前国内政府文件和有关法规中都采用这个词;同时在会计理论界和一些论著、教材中也使用"非盈利组织";另外还有一种是"非赢利组织",目前用得最少[26]。

我国民政部将民间非政府组织分为社会团体和民办非企业单位[27],前者进一步分为基金会、学术性社团、行业性社团、专业性社团、联合性社团等;后者进一步分为教育类、科技类、文化类、卫生类、体育类、社会福利类等,并在此基础上按照登记管理机关的级别区分为全国性组织和地方性组织。

我国的事业单位不同于西方所讲的非营利组织,其根本区别就在于经营的目的和结余的分配。但是,从动机上看,事业单位的目的也是向社会提供生产性或生活性服务,满足公共需求。因此,我国的事业单位也可归于非营利组织[26]。

基于以上讨论,本研究所说的非营利组织是指不以营利为目的的、不分配收益,同时具有公益性或互益互助性的组织。我国非营利组织包括民间非政府组织和事业单位,主要有三类:社会团体、基金会和民办非企业。这三类组织作为健康信息服务主体,是以非营利为目的的。在社会多元化发展与健康多元化需求相互联系并发生作用的今天,在健康信息服务供给过程中,非营利组织是不可或缺的有益补充。由于非营利组织普遍带有公益色彩,并关注弱势群体,供给公益性服务,因此,能够促进社会的公正与和谐。

另外,公民个体可以志愿者形式,加入到健康信息服务中来,参与公共服务供给。由于公民系无偿供给健康信息服务,且多通过社会组织供给服务,因此,这部分志愿者服务也可划归为非营利组织提供的健康信息服务。

纵观发达国家的健康信息服务,非营利组织是重要供给主体。根据 Alexa 健康网站世界排名,对美国排名前 50 的健康信息网站进行主体分析。以非营利组织为主体的有 31 个,达 62%[28]。2012 年,阿尔伯塔大学(University of Alberta)的 Hokyu Hwang 与斯坦福大学(Stanford University)的 Walter W. Powell 指出[29]:"最近几十年来,非营利组织已经从非正式的助人行善,转变成由组织员工执行的高度专业化行动。在医疗、高等教育、社会福利和艺术等领域中,非营利组织都是主要提供服务的单位。"非营利组织的奉献更令人信服,进而影响社会和企业的运作。

健康需求在民生中的基础性地位使得健康信息服务有公共产品的特性,但是我国的非营利组织进行健康信息服务的资金主要还是来自国家财政投入,另外我国老年人的健康需要各不相同,这些问题将直接导致健康信息服务的供需不匹配,有限资源的无限投入,服务过程中成本高、资源浪费、效果不显著、服务不到位等问题。加之对进行信息服务的工作人员没有衡量标准,缺乏相对应的激励机制,因此也会影响服务效果。所以在我国,非营利组织在提供健康信息服务的主体地位不高,是当前我国健康信息服务的现状。未来社会健康信息服务的需求程度会越来越高,如何发挥非营利组织的作用,在社会健康信息服务占据其自身应有的地位,是非营利组织需要认真思考的问题。

6.5.1 健康信息教育和科普

由于我国的非营利组织的构成中有大量的事业单位,这些科研机构、院校和行业学会有强大的医学专家资源优势,适合长期开展健康教育和科普工作,特别是面向医务工作者的医学科学技术普及推广活动和面向公众的健康科普活动。

比如中华医学会开展的健康科普工作[30],其最大优势是学术权威和人才荟萃,特点是多维度、全方位,涉及临床医学、预防医学、公共卫生、健康教育、卫生管理、科普理论研究、重大疾病防治等众多领域。近年来,中华医学会围绕国家卫生与健康工作的大政方针及国家卫健委相关的重点科普工作,结合学会科普工作特点,发挥学会专家力量,与社会各界科普力量互补与联动,开展了形式多样、内容丰富的科普主题公益活动 100 余次,承担和完成科普项目数十项,在医学科学技术普及推广、基层医生专业培训、医疗对口帮扶、重大公共卫生事件应对、健康科普资源建设、健康教育与健康促进、优秀科普作品编辑出版、科普信息化建设等方面也开展了大量的工作,产生了良好的社会效果。连续九年举办品牌性科普活动——中华医学会健康大讲堂,先后邀请钟南山等 60 多位院士及知名专家进行健康科普讲座,为百姓提供与权威专家面对面交流的平台;连续十二年开展中华医学会西部行及基层行科普公益活动,每年带领由院士和知名医学专家组成的医学专家团,为基层和贫困地区提供医疗技术支持和对口帮扶,并面对基层群众开展义诊咨询;连续七年开展联合国糖尿病日“蓝光行动”,在全国各主要城市开展“蓝光行动”大型系列科普公益活动,举办公众和患者教育、糖尿病筛查、义诊咨询等科普公益活动;连续十余年承接科技列车行活动,奔赴基层、革命老区和边远贫困地区,开展实用技术培训、技术咨询、科技对接、医疗保健、义诊咨询等科技服务和科普宣传活动。

6.5.2　健康信息资源合作共享

随着科技的发展,健康信息资源数量的不断增多,载体形式的多样变化,传统非营利组织作为健康信息资源的唯一拥有者和提供者,已经有些力不从心。如今任何一个信息服务机构都不可能、也没有必要拥有所有的资源。在单纯依靠自身的资源积累已经无法满足信息用户的需求的条件下,寻求合作便是一个很理想的出路,既可以达到资源共享、整合的目的,也可以避免重复性劳动,节约了大量的时间和费用。

非营利组织可以根据自己的特点和发展方向,以增加信息资源广度为目的,同其他机构开展健康信息服务合作。非营利组织要联合医疗卫生机构专业人员,结合自身专业特长,积极参与和支持健康信息服务工作。同时相关行业协会、学会,也要立足工作领域开发健康教育材料,开展面向公众的多种形式的健康教育活动,动员更多的社会力量参与健康信息服务工作。另外还有卫生系统的报纸、期刊出版单位及网站,都可以进一步加强健康信息服务工作的合作力度。

各级健康教育中心、健康教育所,或者是在公共卫生机构里面提供健康教育的相关部门,这些机构要大力提升信息服务的能力,开发信息生成、传播、评价工具,建立相关的资源库、专家库,研究编写核心信息,并且要制作丰富多彩的健康传播内容。

6.5.3　资金开拓

健康信息服务作为社会服务业的一个重要组成部分,受到世界各国政府或公共部门的重视,在资金扶持方面给予了很大的支持,但仍然不能百分之百满足资金需求。因此,非营利组织在谋求生存和发展的过程中不能完全依靠国家或公共部门的扶持,还要寻求其他的途径。

私人收费占非营利组织资金来源最大比重这一事实表明社会对非营利服务的需求日趋扩大化以及市场机制引入非营利组织内部运营的必要性。国内的非营利性信息服务机构应该清楚地了解到这一点,积极转变观念,开拓信息产品进入市场,逐渐完成从完全依靠国家或政府支持向市场机制下自我扶持的转变。另外民间捐赠虽然所占的比例不大,但也起到了一定的作用。非营利信息服务机构也应该积极开拓这一方面的资金支持。

6.5.4 培训健康信息服务人才

网络环境下的健康信息服务给相关从业人员提出了更高的要求和挑战。网络信息服务的精确性、时效性、连续性、实效性要求从业人员应该具备较高的医学专业知识、专业信息技术能力和相关信息服务意识。

非营利组织可以利用自身优势,搭建健康信息服务人才培养平台,促进医学科学技术普及和推广。比如中华医学会于 2017 年启动了"县级医院人才培养千人计划"健康扶贫工程大型公益项目,以中华医学会和各省市医学会的专家资源为依托,在国家卫生计生委及各省市卫生行政部门的支持下,汇集国内专家力量,分阶段、有步骤地推进基层医院人才培养,并支持部分县级或基层医院医生参加学术交流和到三甲医院进修学习。在全国范围内开展基层医学适宜技术普及和推广。

目前,健康信息服务机构中适应网络信息服务发展要求的、具有丰富创新能力的高素质复合型人才还很少。非营利组织应该发挥自身优势,帮助培养健康信息服务人员,从而使我国健康信息服务业持续健康发展。

6.5.5 开展志愿者服务

西方发达国家在应对人口老龄化的实践中,创造了志愿者服务的老年服务模式。志愿者服务是指任何人贡献自己的时间、技能等资源,在不为物质报酬的前提下,自愿为社会和他人提供服务和帮助的活动。志愿者服务正以其突出的社会效益受到越来越多的国家政府和社会的重视,几乎是每个文明社会不可缺少的一部分。近代的志愿者运动崛起后,被西方学者称之为社会的第三部门,它是伴随着西方国家公共事业开支的逐年减少和社会老龄化等问题的凸现而迅速发展起来的[31]。

在我国,当前最为重要的志愿主体是"志愿组织"。它大致可分为三类[32]:一类是中国青年志愿者协会,从属于中国共产主义青年团中央委员会,在各地都产生了各级组织。另一类是社区志愿组织,它从属于民政部,它的各级组织都与相应的民政部门联系在一起,最基层的与街道居民委员会相联系,接受相应组织的领导。目前,我国的社区服务志愿者组织已经达到 70 000 多个,社区服务志愿者人数超过 1 600 万。最后一类是类似中华全国慈善总会、中华全国妇女联合会等这样的其他志愿组织。总体上这些志愿者组织,都是由各级各类非营利组织负责,在应对老龄化问题、提供老年人健康信息服务上,将发挥重要的作用。

在老年人健康信息服务中,非营利组织要充分发挥作用,组织、实施相关志愿者服务,应充分调动医疗、卫生、教育等系统志愿者的积极性,组建专业化、组织化的志愿者队伍,发挥志愿者的专业特长,为老年人提供健康信息服务。同时做好这些志愿者的培训工作,让他们具备一定的医疗、健康专业知识,良好的沟通技巧和投身志愿服务的社会责任感。

6.5.6 进行健康信息评价

非营利组织中的事业单位、科研团体和基金会都可以发挥自身特点,组建健康信息评价机构,在政府指导下负责健康信息的评价,或者提供健康信息认证。比如瑞士网络健康在线基金会就提供了一种医学网站的评价方法,规定医学信息必须由经过医学培训并具备从业资格的医师提供,符合条件的网站可以在其网页上标识"Health on the Net"(网上健康)[33],从而保证网络医疗健康信息网站的专业性。而目前,我国还缺少一个权威的网络健康信息发布或鉴定平台,现有的网上健康信息质量参差不齐、内容杂乱无章、组织较为混乱。非营利组织可以承担这一社会职责。

6.6 个人提供健康信息服务的研究

个人一直以来都是重要的信息来源,但是在传统纸质媒体时代,个人能够提供健康信息服务的范围、受众和时间较少,总体上效果不佳。但是随着网络技术的发展,特别是自媒体的出现,使得个人提供健康信息服务成为可能,同时也越来越重要。

自媒体的概念起源,可以追溯到 2003 年美国新闻协会媒体中心发布的"We Media(自媒体)"报告[34]。该报告将自媒体定义为一种大众借助互联网等手段,提供或分享信息的途径。自媒体强调的是"自",它的主体是个人,个人通过注册账号,在自己的注册平台发布、搜索信息,与传统媒体的官方机构具有明显的区别。同时,随着时代变迁,各种互联网平台层出不穷,自媒体的外在表现形式也在发生变化,从原先的博客到 QQ、微信,再到今日头条、抖音等,内容越来越简短,载体越来越多样,互动性也越来越强。自媒体的载体是数字科技,主体的行为方式是提供、分享信息,对社会事实的看法。简而言之,自媒体是公众利用新型网络平台,对社会现象进行传播、评议、分享看法的途径。

　　具体来看当前一些医药卫生的专业人士通过博客、微博、微信这些自媒体进行个性化的健康内容的表达,内容更新频繁,如北京天坛医院缪中荣主任开设的微信公众号"猫大夫医学科普",几乎以每天一篇的速度更新,每篇医学科普文章的阅读量都超过万人次,是一个成功的个人健康信息服务案例。另外一些论坛、社交网络等可以利用网络平台发表个人观点,如中医养生百度贴吧、百度知道问答、个人空间,这些网络场所为人们讨论和解决健康问题提供了交流空间,让更多的个人成为健康信息的服务者。其信息内容丰富,随着人们的需求和热点及时动态更新,可以一对一、一对多、多对多进行互动,互动性强。

　　自媒体与传统媒体相比,具有自身的特点:一是主体的大众性,社会上的每一个成员都有可能成为自媒体的"主人",其根本特点是大众化,这跟传统媒体由专业媒体人士、官方机构发布信息相区别,信息发布的专业化向大众化发展,信息传播方式的单向性(自上而下)向多向性发展。个体发布信息,对社会现象表达自身看法,个体之间相互传播,并分享观点,相互之间互动交流,强大的舆论有时会引起新闻工作者或者政府关注,传统媒体介入,上下相互交流,打破传统的单向传递信息的障碍。二是平台的多样性、便捷性,自媒体平台的多样性是互联网社会发展的结果。社会个人通过持有手机、电脑,连接互联网,在微信、抖音等平台注册账号,对社会事件进行录音、拍摄照片、视频,然后在注册平台发布,其他关注账号的人群就可以接收到相关的信息,并对事件的发生进行评议,发表自己的观点,互不相识的群体也可以相互交流,便捷化程度大大提高,这和传统媒体发表信息实行严格的审核制度,层层报批审核有所区别。三是信息传递的裂变性,自媒体时代下,信息传递方式从传统媒体线性传播方式向一对多、点对点、点对面、面对面发展。在传统媒体的信息传递中,传统媒体是信息传播的起点,大众处于信息传播链条的末端。自媒体与此不同,大众处于信息传播链条的起点和终点,形成人与人交流的网状交流系统。传播主体的大众化使得信息传递的效果令人惊叹。一个人发布信息,他人再次进行信息传递,使得一条信息在几秒间就可以转发至上万次,更多的人群接受信息进行三级传播,这样信息呈现裂变性的传播,传播的速度和效率大大提高。

　　自媒体在信息传播方面具有无可比拟的优越性,打破了地域界限,同时也带来了虚假新闻盛行、违法信息泛滥等一系列问题。目前自媒体存在标题夸张、内容不实、散播谣言、恶意营销、抄袭侵权、购买粉丝等不良行为。法律制度不完善,自媒体监管不全面,侵犯他人知识产权。由于自媒体的这些特点,使得老年人在使用个人提供的健康信息服务时会面临相应问题。为此,自媒体的规范化管理势在必行。明确政府监管职责,完善网络监管法律对引导自媒体网络舆论的发展,具有重要的现实意义。

首先,要从政策上、环境支持上,能够为我们的专业人员运营健康信息自媒体营造一个良好的氛围,能够激励这些有资质的专业人员把自己的专业知识转化为群众的健康知识,为提高群众的健康素养作出贡献。医务人员首先要不断更新医学知识,提升人文素养,接受健康素养、通俗语言和文化适应能力的培训,提高自媒体信息的可读性。并运用老年人能理解的语言和术语与之交流,引导人们养成健康的行为习惯和生活方式。

其次,提供健康信息应该遵守科学性、准确性和适用性的原则,内容正确、可靠。如果是属于个人的或者新颖的观点应当有同行评议或者说明。针对公众关注或者急需解决的重点、热点问题要及时解读或回应,要规范健康信息服务的各个环节,在生成、传播的整个过程当中,要注明信息的来源和出处。属于个人观点、属于最新研究的结果,要有一个标注。这样给公众整个信息的全貌,来帮助公众准确地辨别信息的科学性和准确性。

再次,政府部门在构建健康信息平台时,应当结合医院的优势资源,创新体制机制,通过改进奖励机制适当补偿医生时间价值,鼓励医生个人与网民在线互动交流,医生们可以利用业余时间通过专业的健康信息网站或手机 APP,通过在线聊天或者留言回复等方式来解决用户相关的健康问题。

6.7　小结

本章主要根据前述的理论研究、问卷调查和访谈结果,对老年人健康信息服务的各类主体进行了分析,主要对医疗机构、政府部门、商业公司、图书馆、非营利组织及个人各自开展健康信息服务的特点和应该承担的任务进行了说明。

参考文献

［1］陈天辉,李鲁,施卫星,等. 全科医生培养模式的现状与思考［J］. 中国高等医学教育,2002
　　(1)：31 - 34.

［2］郑莹莹. 英国全科医生制的启示［J］. 医院领导决策参考,2015(18)：36 - 37.

［3］国务院办公厅. 国务院办公厅关于推进分级诊疗制度建设的指导意见［EB/OL］. (2015 -
　　09 - 11)［2019 - 01 - 05］. http://www. gov. cn/zhengce/content/2015-09/11/content_
　　10158. htm.

［4］国家卫健委. 2018 中国卫生健康统计年鉴［M］. 北京：中国协和医科大学出版社,
　　2018：41.

［5］杜文娜. 全科医生制度下全科医学教育的思考［J］. 黑龙江高教研究,2012,30

(4)：69 - 71.

［6］肖德卫,李晓斌.供需矛盾视角下全科医生培养问题与对策——以豫北某医学院为例[J].中国初级卫生保健,2015,29(6)：22 - 24.

［7］中国互联网络信息中心.第 44 次《中国互联网络发展状况统计报告》[EB/OL].(2019 - 08 - 30)[2019 - 09 - 20].http://www.cnnic.net.cn/hlwfzyj/hlwxzbg/hlwtjbg/201908/P020190830356787490958.pdf.

［8］新华网.健康中国信息服务体系基本形成[EB/OL].[2020 - 03 - 20].http://www.xinhuanet.com/health/2018-05/11/c_1122815479.htm.

［9］ Public Library Association. Promoting healthy communities：a health information initiative ［EB/OL］.［2019 - 09 - 20］.http://www.ala.org/pla/initiatives/healthliteracy.

［10］ Pew Research Center. Libraries 2016 ［EB/OL］.［2019 - 09 - 20］.http://www.pewinternet.org/2016/09/09/libraries-2016/.

［11］彭雅睿,胡银环.国外大众医疗健康信息服务平台分析及启示[J].中华医学图书情报杂志,2017,26(5)：13 - 17.

［12］魏萌萌,马敬东,夏晨曦,等.国内外网络健康信息质量评价工作研究综述[J].中国卫生事业管理,2012,29(7)：551 - 553.

［13］中国政府网.中华人民共和国卫生部令第 66 号[EB/OL].(2009 - 05 - 01)[2020 - 04 - 20].http://www.gov.cn/gongbao/content/2009/content_1388684.htm.

［14］国家食品药品监督管理局.《互联网药品信息服务管理办法》(局令第 9 号)[EB/OL].(2004 - 07 - 08)[2020 - 04 - 20].http://www.nmpa.gov.cn/WS04/CL2077/300603.html.

［15］中国新闻网.国家卫计委：个人健康医疗信息属隐私绝不能公开或泄露[EB/OL].[2019 - 09 - 20].http://www.chinanews.com/gn/2016/06-17/7908014.shtml.

［16］健康界.患者隐私 HIPAA：盘点 2018 年典型违规案例(附短评)[EB/OL].(2019 - 01 - 02)[2020 - 03 - 05].https://www.cn-healthcare.com/articlewm/20181231/content-1043926.html.

［17］付少雄,赵安琪.健康 APP 用户隐私保护政策调查分析——以《信息安全技术个人信息安全规范》为框架[J].图书馆论坛,2019,39(12)：109 - 118.

［18］中国政府网.中共中央 国务院印发《"健康中国 2030"规划纲要》[EB/OL].(2016 - 10 - 25)[2019 - 09 - 20].http://www.gov.cn/zhengce/2016-10/25/content_5124174.htm.

［19］王燕鹏,张士靖.美国健康信息服务网站 CHESS 和 MedlinePlus 介绍及启示[J].中国健康教育,2013,29(9)：852 - 854,858.

［20］中国政府网.国务院关于促进健康服务业发展的若干意见[EB/OL].(2013 - 10 - 14)[2019 - 09 - 20].http://www.gov.cn/zwgk/2013-10/14/content_2506399.htm.

［21］FDA. Device software functions including mobile medical applications ［EB/OL］.［2019 - 09 - 20］. https://www.fda.gov/medical-devices/digital-health/device-software-functions-including-mobile-medical-applications.

［22］健康界.欧盟 VS 美国,移动医疗 APP 监管哪家强[EB/OL].[2019 - 09 - 20].https://www.cn-healthcare.com/article/20141225/wap-content-466959.html.

［23］OFweek 医疗科技网.中国医疗健康类 APP 的商业模式分析报告[EB/OL].(2015 - 05 -

26)〔2019 - 09 - 20〕. https://www. ofweek. com/medical/2015-05/ART-11103-8420-28961435_4. html.

［24］朱茜. 移动医疗 APP 数量激增 2017 年移动医疗市场规模达 125 亿元［EB/OL］.（2014 - 06 - 13）〔2019 - 09 - 20〕. https://www. qianzhan. com/analyst/detail/220/140613-7485df5f. html.

［25］国务院办公厅. 国务院办公厅关于促进"互联网＋医疗健康"发展的意见.［EB/OL］.（2018 - 04 - 28）〔2019 - 09 - 20〕. http://www. gov. cn/zhengce/content/2018-04/28/content_5286645. htm.

［26］周建平. 非营利组织与信息服务机构的转制［J］. 中国信息导报,2003(10)：22 - 25.

［27］中国社会组织公共服务平台. 民政部关于推进民间组织评估工作的指导意见［EB/OL］.（2007 - 08 - 16）〔2020 - 04 - 20〕. http://www. chinanpo. gov. cn/1201/105395/index. html.

［28］邸金平,向菲. 美国网络健康信息服务的主体、业务与启示［J］. 医学与社会,2012,25(10)：38 - 41.

［29］中国发展简报. 是时候抛弃"非营利"这个词了［EB/OL］.（2017 - 02 - 27）〔2020 - 04 - 20〕. http://www. chinadevelopmentbrief. org. cn/news-19267. html.

［30］中国政府网. 卫生计生委就加强健康信息服务管理工作举行发布会［EB/OL］.（2017 - 08 - 28）〔2019 - 09 - 20〕. http://www. gov. cn/xinwen/2017-08/28/content_5221009. htm.

［31］张静,张丽霞. 将志愿者服务机制引入养老服务问题的研究［J］. 西北人口,2009,30(1)：47 - 50.

［32］牛雅林. 当代中国志愿服务现状研究［D］. 临汾：山西师范大学,2013：3.

［33］付爽,乔欢. 国外网络医学健康信息资源利用行为综述［J］. 中华医学图书情报杂志,2013,22(12)：1 - 8.

［34］郭元飞. 论自媒体的概念、特征与监管体制［J］. 法制博览,2019(22)：215 - 216.

7

老年人健康信息隐私保护

从前述的问卷调查和访谈结果中可以看到,老年人对健康信息服务的需求强烈,但是对于个人健康信息的隐私保护也非常关注。而我国法律对个人医疗及健康隐私权的保护相对滞后,具体针对健康信息隐私,现有法律法规尚存在诸多不足之处。有鉴于此,本研究也专门对健康信息隐私保护的法律困境进行阐述,并据此提出构建健康信息隐私保护法律体系的若干建议。

7.1 老年人健康信息保护的内涵

7.1.1 老年人个人健康信息的概念

个人健康信息一般是指个人在医疗及健康活动中产生的,与个人相关的各类信息,包括个人特征信息、体检信息、患病信息、诊治信息、医学研究信息等。对于老年人而言管理个人健康信息,建立个人健康信息档案有助于避免重复检查,降低医疗成本,提高医疗健康服务效益。但是个人健康信息档案涉及患者病史、家族遗传史、健康状况等信息,往往与个人隐私密切相关,在老年人获取健康信息服务时,如何避免个人隐私和信息公共获取的矛盾,是当前老年人个人健康信息使用的一个难点问题。2016 年,《国务院办公厅关于促进和规范健康医疗大数据应用发展的指导意见》中也多次指出个人健康隐私的保护,"实施全民健康保障信息化工程,按照安全为先、保护隐私的原则""加强对涉及国家利益、公共安全、患者隐私、商业秘密等重要信息的保护[1]"。

7.1.2 电子健康档案的概念

美国医疗信息与管理系统学会(Healthcare Information Management System,HIMSS)在 2005 年提出电子健康档案(electronic health record,EHR)

概念,即任何医疗环境中一项或多项医疗服务产生的患者健康信息纵向电子记录,信息内容囊括病患人口统计资料、病程记录、疑难杂症、药物治疗、生命体征、既往病史、免疫接种、实验数据以及放射报告。EHR 使临床医生的工作流程自动化、简便化,能生成临床患者就诊的完整记录,亦可直接或间接地支持其他相关医疗保健活动,包括循证决策支持、质量管理和成果报告[2]。

迄今为止,我国虽未明确界定电子健康档案,但卫生部于 2009 年发布的《健康档案基本架构与数据标准(试行)》中已明确指出,健康档案是居民健康管理(疾病防治、健康保护、健康促进等)过程的规范、科学记录,是以居民个人健康为核心,贯穿整个生命过程,涵盖各种健康相关因素,实现多渠道信息动态收集,满足居民自我保健和健康管理、健康决策需要的信息资源[3]。无独有偶,2011 年 8 月颁布的《城乡居民健康档案基本数据集》(WS 365 - 2011)对城乡居民健康档案(health record for resident)加以定义,与前者不同之处仅在于它是医疗卫生机构为城乡居民提供医疗卫生服务过程中的规范记录,且未涉及"实现多渠道信息动态收集"[4]。理论上,一份完整的健康档案由个人在各生命阶段,因各种健康或疾病问题而发生相应卫生服务活动所产生并记录的信息数据集的总和构成,贯穿个人由生到死的生命全程。参考国外定义并结合我国的健康档案概念,可推断我国 EHR 同样是数字化的健康档案,以计算机可处理的形式存在。

7.1.3　电子健康档案隐私保护立法现状

美国医疗信息隐私保护立法完备,以 1974 年《隐私权法》为基础,1996 年美国国会更颁布了《健康保险携带和责任法案》(Health Insurance Portability and Accountability Act,HIPAA),对医疗信息安全、医疗隐私等一系列问题详加规定[5]。相较之下,我国相关立法滞后且缺乏系统性,《宪法》《民法通则》《刑法》均缺乏对隐私权的明文规定。《最高人民法院关于贯彻执行〈中华人民共和国民法通则〉若干问题的意见(试行)》第 140 条仅将隐私权隶属于名誉权加以间接保护,隐私权尚未上升为一项独立具体的人格权[6]。2010 年 7 月 1 日正式实施的《侵权责任法》第二条将隐私权以列举的方式规定为该法所称民事权益之一,第 62 条明确要求"医疗机构及其医务人员应当对患者的隐私保密。泄露患者隐私或者未经患者同意公开其病历资料,造成患者损害的,应当承担侵权责任"[7]。隐私权虽已在《侵权责任法》中得到确立,但并未具体涉及 EHR 的隐私保护。

关于医疗信息的隐私保护的规定散见于我国现行卫生行政法规中,例如《中华人民共和国执业医师法》第二十二条第(三)项规定:医生在执业活动中应关心、爱护、尊重患者,保护患者的隐私。《中华人民共和国护士管理办法》第二十四条规定:护士在执业中得悉就医者的隐私,不得泄露,但法律另有规定的除外[8]。此类高度概括宣言式的规定笼统而抽象,可操作性差,保护力度极为有限,且并未包含针对 EHR 的专门规定。

7.2 电子健康档案隐私保护立法困境

在我国 EHR 建设初见成效及个人隐私保护意识不断增强的同时,EHR 隐私保护方面暴露出的诸多法律问题愈加显著,若不给予重视,不仅个人合法权益难以保障,EHR 的建设成效与社会价值也将大打折扣。

7.2.1 电子健康档案的隐私范围

EHR 提供了个人具体、全面的终身健康记录,内容涵盖人口学、社会学和经济学等学科,包含了社会关系、社会保障等个人基本信息,以及疾病诊疗、健康体检和健康调查等各类卫生服务活动产生的卫生服务记录,不仅个体标识显著,能客观反映个人固有特征,且内容完整,重点突出。不同于一般信息,EHR 信息以人的健康为核心,具有特殊性,其个人基本信息包含了过敏史、既往疾病史、家族遗传病史、健康危险因素、残疾情况、亲属健康情况等基本健康信息,多数患者不愿此类私密信息为人所知,倘若涉及寄生虫病、传染病、精神病、艾滋病等内容则更为敏感。有鉴于此,EHR 信息一旦泄露,患者的隐私势必受到不同程度的侵犯。面对颇具敏感性、私密性的海量 EHR 信息,设定 EHR 隐私边界,划分 EHR 隐私级别极为必要。

7.2.2 电子健康档案的使用权限

EHR 的使用一般涉及当事人、卫生行政管理部门以及医护工作者,相关各方对 EHR 的使用诉求各不相同,使用权限亦有所区别。然而,我国相关各方对 EHR 的使用权限尚不明晰,在 EHR 信息采集、存储、传输、应用和管理的过程中,不仅难以有效控制未经授权擅自使用、越权使用等易导致泄露患者隐私的行为发生,也无法充分利用 EHR 的信息资源,从而进一步提升公共卫生和基层卫生服务水平。由此可见,EHR 使用权限的立法空白亟待填补。

7.2.3 保护隐私与维护公益

对于医疗卫生行业而言,触及患者隐私在所难免。事实上,医疗行为恰恰需以获悉患者相关隐私为基础,例如为使医务人员对病情作出准确判断并采取有效治疗措施,患者在诊疗过程中应对医务人员基于疾病的相关询问如实作答,告知既往病史、遗传病史、生活习惯等信息,甚至配合接受必要的身体检查。

保护隐私与维护公益的价值平衡实属不易,一方面,为客观评价居民健康水平、医疗费用负担状况以及各项卫生服务工作的质量和成效,卫生管理者需借助EHR获取基于个案的卫生统计信息,个人隐私必然因此而受到一定的限制,过度保护不利于维护公共利益。另一方面,在现实生活中,不乏以一己之私假借公益之名而行侵犯患者隐私之实的案例,如某些医院为宣传性病、艾滋病防治而侵犯患者的医疗隐私[9]。我国立法对公共利益的具体内容或范围未明确界定,致使许多掌握大量患者隐私的机构有机可乘,未经同意便将患者治疗过程当作成功范例不加掩饰地公之于众。

7.2.4 侵犯电子健康档案隐私法律责任

美国医疗信息隐私保护立法完备,1996 年美国国会颁布了《健康保险携带和责任法案》(HIPAA)以后,对于侵犯 HER 隐私的法律责任已经有成熟的案例可以借鉴。比如,2010 年洛杉矶加利福尼亚大学前雇员周沪平(ZHOU HUPING,译音)因非法偷窥私人病例及名人保密病例,在联邦法庭定罪。周沪平成为全美因侵犯健康隐私法而遭判刑的第一人[10]。而在 2018 年佛罗里达一个医疗集团在没有和服务供应商(一个账单公司)签署商业协议的情况下,把患者的信息泄露给了服务供应商,而且这些患者的信息后来出现在了此账单公司的网站上,患者的总数超过9 000 人。因此,该医疗集团被罚款 50 万美金,外加一套整改方案[11]。而在我国司法实践中,患者 EHR 隐私泄露进而隐私权益受到侵犯后,时常申诉无门,合法权益难以主张,使受害者陷入这一窘境的直接原因在于缺乏具体、严厉的医疗隐私法律责任规定。2012 年施行的《江苏省信息化条例》第 43 条针对第 24 条非法披露、出售、提供信息,或以窃取、购买等方式非法获取信息的内容规定了相关法律责任,即责令"删除信息,没收违法所得,对单位处以 10 万元以上 50 万元以下罚款,对个人处以 1 万元以上 5 万元以下罚款;构成违反治安管理行为的,由公安机关依法给予治安管理处罚;构成犯罪的,依法追究刑事责任[12]"。尽管其对个人信息保护具有里程碑式的意义,但就医疗信息而言不具针对性,责任方式与惩罚未能分类对应,且适用范围十分有限,均使对不法侵害人的制裁力度不足。

7.3 我国电子健康档案隐私保护立法建议

7.3.1 完善隐私权立法保护

1) 宪法

在作为国家根本法的《宪法》中,若隐私权得不到确立,就无法作为一项基本权利获得全面保护。因此,建议在宪法层面明确隐私权作为独立人格权的法律地位,从而加强公民隐私权的保护力度。确立隐私权的基本人格权地位是社会发展的必然选择,更是 EHR 隐私的保护基础。

2) 民法

首先,建议将隐私权确立为一项独立的民事权利,并且应该对公民隐私权详加规定,明确规定自然人隐私权包括私人信息、私人活动和私人空间,以及规定侵犯隐私权应该承担的责任形式。其次,为有利于现阶段的 EHR 隐私保护,建议对《侵权责任法》进行司法解释,将 EHR 明确纳入禁止泄露或未经患者同意禁止公开的医疗信息隐私保护范围;赋予患者对 EHR 的建立、采集、使用的知情同意权。再者,建议制定我国的《隐私权保护法》,对隐私权的概念、种类、内容、侵权行为和侵权责任等问题作出全面、具体的规定,重视对信息时代的网络隐私权加以调整和规范。最后,就个人信息保护方面而言,建议尽快出台《个人信息保护法》,强化医疗领域内的信息隐私权保护。

3) 刑法

在《刑法》中,明确侵犯隐私权罪名,罪名成立以"情节严重并造成严重后果"为构成要件,对何谓"情节严重"及"后果严重"予以司法解释。现阶段,各类侵害公民隐私权的违法犯罪行为层出不穷,建议将隐私权保护纳入刑法保护的范围,单独设立"侵害隐私权罪"。对于《刑法修正案(七)》规定的侵犯公民个人信息的犯罪,也应该加以丰富和完善,例如可以扩大"出售、非法提供公民个人信息罪""窃取、非法获取公民个人信息罪"的主体范围,还可以考虑逐步增设隐私犯罪的单位犯罪条款,使侵害隐私罪的主体不再局限于自然人[13]。

7.3.2 完善电子健康档案隐私立法保护

1) 界定 EHR 隐私范围

EHR 信息量大、来源广且具有时效性,除个人基本信息外,更涵盖了个人卫生服务过程中的各种服务记录、定期或不定期的健康体检记录,以及专题健康或疾病调查记录。EHR 信息各异,其安全和隐私保护的边界也截然不同,对 EHR 隐私保护范围任意限制或扩张,错误、片面地界定 EHR 隐私保护内容均不足取。为避免保护不力或矫枉过正,可参考美国 HIPAA 将患者医疗信息进行分类:一类信息无需经本人同意或授权即可查看、使用和披露,患者可予以拒绝的归属二类信息,三类信息如未经患者或其代表同意不得使用和披露[14]。

2) 划分 EHR 使用权限

EHR 信息使用权限需根据何人、何时、因何目的、能以何方式使用何类 EHR 信息进行多维度划分。首先,信息当事人对自身健康档案具有最高访问权限,既有权知晓本人 EHR 的建立、管理和应用状况,也享有复制、更正,甚至删除或封存个人数据资料的权利。其次,在诊疗阶段,医务人员(如主治医师)以治疗为目的查看诊疗对象的卫生服务记录表单为其默认权限,但调阅范围受限于医务人员对应的科室和职务。再者,为制定合理的区域卫生规划、政策,卫生行政管理部门可获取特定时间段或区域内的 EHR 信息,以进行统计分析;在紧急状态下,为作出维护公共卫生安全的正确决策,也有权调查特定对象的健康信息。

建立 EHR 信息越权申请使用流程,医务人员需查阅权限之外的信息以辅助治疗时,须经病患授权。在非诊疗阶段,因教学、科研目的需使用 EHR 信息时,申请人应提交申请证明材料,并签署隐私保密协议[15]。

3) 平衡 EHR 隐私保护与维护公益

我国传统社会提倡个人服从集体,重视社会利益的价值观根深蒂固,尽管当前对个人隐私的保护意识已有所提升,但因缺乏相关立法,在我国社会实践中,容忍牺牲个人隐私以维护公益的案例仍不胜枚举,为谋取私利打着维护公共利益的旗号而侵犯患者隐私的事件也层出不穷。笔者认为,医疗隐私与公共利益发生冲突,不可一概而论,简单取舍,在两者之间寻找价值平衡,兼顾双重利益才不失为明智之举。追求保护隐私与维护公益的价值平衡需具体问题具体分析,即清晰确立战争、重大灾害、突发公共卫生事件等公共利益例外情况。

4) 建立侵犯 EHR 隐私惩罚机制

我国司法实践中面对 EHR 隐私侵害行为束手无策,对此,美国 HIPAA 惩罚规定堪为借鉴。HIPAA 除对公民每次违例处以罚款 100 美元/人(上限 2.5 万美元/年)外;明知故犯或故意泄密者以及拒不承认者均需接受高额经济制裁和监禁处罚;而为谋取商业利润、个人利益而出卖、转交、使用或恶意伤害者更将面临 25 万美元罚款和 10 年牢狱之灾[14]。有鉴于此,建议我国立法部门制定一套完整、严厉的惩罚机制,细化责任构成、责任方式及相应惩罚手段,逐步加强制裁力度,特别是对单位、机构的经济制裁,从而充分发挥法律威慑作用,使受害人得到有效救济。

7.4 小结

本章主要聚焦于老年人关注的健康信息隐私保护问题,针对我国法律对隐私权的保护相对滞后的现状,具体针对 EHR 隐私,分析现有法律法规尚存的诸多不足之处。就 EHR 隐私保护的法律困境进行阐述,并据此提出构建 EHR 隐私保护法律体系的若干建议。

参考文献

［1］中国政府网.国务院办公厅关于促进和规范健康医疗大数据应用发展的指导意见［EB/OL］.（2016 - 06 - 24）［2020 - 03 - 05］.http：//www. gov. cn/zhengce/content/2016-06/24/content_5085091. htm.

［2］HIMSS. Electronic Health Records［EB/OL］.［2016 - 03 - 05］. http：//www. himss. org/library/ehr/? navItemNumber＝13261.

［3］国家卫计委.健康档案基本架构与数据标准（试行）［EB/OL］.［2016 - 03 - 05］. http://www. nhfpc. gov. cn/cmsresources/mohbgt/cmsrsdocument/doc4359. doc.

［4］中华人民共和国卫生部.城乡居民健康档案基本数据集：WS365 - 2011［S/OL］.［2020 - 04 - 20］. http：//www. bzxzba. com/wp-content/uploads/11/files/2020032115151ff8ce 15a17d92e040f2f4041f45. pdf.

［5］徐敏,万辉,惠朝阳,等.电子健康档案隐私保护的法律［J］.解放军医院管理杂志,2014, 21(9)：854 - 855,886.

［6］桑志.试论我国公民隐私权［EB/OL］.（2010 - 09 - 16）［2020 - 03 - 05］. https://www. chinacourt. org/article/detail/2010/09/id/427840. shtml.

［7］宋发彬.《侵权责任法》对医患关系中医务人员法律地位的影响［J］.中国卫生事业管理, 2012,29(2)：120 - 121.

［8］搜狐网.医护们注意：泄露患者隐私,是要担责任的［EB/OL］.（2018 - 12 - 26）［2020 - 03 - 05］. https：//www. sohu. com/a/284794249_762408.

［9］曾练.医疗隐私信息的法律保护［J］.商品与质量：理论研究,2012(5)：11.

［10］中国新闻网.偷窥病例　华裔医师成美侵犯健康隐私法获罪首人［EB/OL］.（2010 - 01 - 11)［2020 - 03 - 05］. http://www. chinanews. com/hr/hr-mzhrxw/news/2010/01-11/2065080. shtml.

［11］健康界.患者隐私 HIPAA：盘点 2018 年典型违规案例(附短评)［EB/OL］.（2019 - 01 - 02)［2020 - 03 - 05］. https://www. cn-healthcare. com/articlewm/20181231/content-1043926. html.

［12］张涛,宗文红,周洲.浅析境外电子健康记录隐私保护相关法律与政策［J］.中国卫生信息管理杂志,2012,9(5)：49.

［13］谢平尧.我国隐私权保护的现状及改善［J］.法治与社会,2013(7)：237.

［14］邢小云.美国医疗信息隐私保护立法介绍与启示［J］.护理学杂志(外科版),2007,22 (10)：73.

［15］孟群.卫生信息化相关法律法规与政策研究［M］.北京：人民卫生出版社,2012：100.

8

总结与展望

本章将总结本研究所进行的各项研究工作,概括取得的成果。对论文在健康信息行为以及健康信息服务研究的理论探索、实践创新和研究方法上的贡献进行了说明。同时指出本文研究的局限,最后指明了今后进一步研究的问题与方向。

8.1 对本文研究工作的总结

从信息行为研究的发展历史不难看出,随着学术界的不断重视,信息行为研究产生了大量的理论及实证研究成果,并且不断细化和深化。这种细化和深化主要体现在理论研究与实证研究并行,对信息行为研究的对象不断深入到具体学科,对信息行为主体所处环境的研究,信息行为与信息服务的互动关系研究等方面。而随着网络技术的不断发展,数字化程度进一步深入,人类信息的生产、创造、发布、传播、交流、接收、获取、检索等所有的信息行为由物理空间带入了虚拟空间。而本文研究就是对信息行为研究的进一步发展和深入,主要针对老年人的健康信息行为。首先是在理论研究的基础上进行了实证研究;其次,将信息行为研究引入医学领域,聚焦于老年人的健康信息行为;再次,将研究放在信息技术发展的网络环境下;最后,采用定量和定性结合的三角测量法来讨论老年人健康信息行为和健康信息服务的特征。

本文主要开展了以下一些研究工作。

8.1.1 对健康信息行为已有的研究进行了梳理

本论文首先从理论研究入手,利用文献回顾了健康信息行为研究的产生、发展,分析了各个时期信息行为研究的兴趣、研究方法、研究目的和特点,以及主要的理论贡献,系统地展示了信息行为研究的历史沿革和发展脉络。

其次从老年人信息行为的主体角色、社会角色、健康与信息行为的关系、信息行为研究的理论与方法、国内研究情况等方面多角度、全方位地展示了健康信息行为的研究现状,特别是介绍了当前信息行为领域广泛开展的实证研究情况,为本文研究的展开奠定了坚实的理论基础。

8.1.2 构建了老年人健康信息行为模型

信息行为研究的一个重要特点就是建立模型分析行为,本论文在分析和借鉴前人已有的各种的信息行为理论及模型的基础上,提出了老年人健康信息行为专用模型。这是以 Leckie 的专业人员信息行为模型为基础,再加上 Wilson 信息行为模型的思想建立的老年人健康信息行为模型,提出健康信息需求产生信息行为,而信息资源、信息服务、环境以及老年人信息素养是影响健康信息行为的四个重要因素。

8.1.3 调查了老年人健康信息行为的特征和规律

为调查老年人健康信息行为的特征和规律,本研究采用定量研究与定性研究相结合的方法收集调查数据。首先开展了大规模问卷调查,共收集了 6 001 份有效问卷,问题涉及健康信息获取、健康信息行为习惯、健康信息素养、健康信息服务等 4 个方面、12 个问题(1 个为测谎题)。其次进行了半结构化的深度访谈(65 人),访谈针对健康信息行为的认识和时间投入、信息资源使用、商业健康信息、健康信息共享、信息获取障碍、信息技术对健康信息行为的影响、最关注的健康信息、健康信息服务等,基本覆盖了健康信息行为的各个侧面。本研究调查广泛而深入,收集的数据翔实而准确,为后续的分析研究提供了数据保证。

8.1.4 对健康信息服务的内容进行了讨论

老年人健康信息服务的内容主要涉及健康信息资源服务、健康信息素养培训服务、健康信息咨询服务、健康数据服务、健康信息平台/管理服务等 5 个方面。

8.1.5 对老年人健康信息服务的主体进行了比较分析

老年人健康信息服务的主体有政府、医院、图书馆、商业机构、非营利组织和个人。研究分别分析了每个主体机构开展健康信息服务的现状、特点。研究认为:政府应该发挥主导作用,改善健康及医疗环境,加大健康信息供给,规范健康信息生成与传播,加强健康信息服务监管,强化健康信息服务的领导、组织和管理;医院特别是社区医院和全科医生要在健康信息服务方面发挥更大的基础作用,克服人员缺乏的困境,主动上门,为老年人提供专业、及时和准确的健康信息服务;图书馆要提高为健康信息服务的意识,在健康信息资源提供、健康信息评价和健康信息素养培训上发挥优势;商业机构是健康信息服务市场化的重要组成部分,要在服务的科学性、便利性以及服务价格上多推出老年人欢迎的服务项目,特别关注健康信息服务网站和医疗健康类 APP 的质量;非营利性组织要发挥自身特点,在健康信息教育与科普、健康信息资源合作与共享、健康信息服务经费开拓、培训健康信息服务人才、开展志愿者服务和健康信息评价上多做贡献;个人通过自媒体提供健康信息服务是各类服务主体的有益补充,可以发挥大众化、多样性、传播快的优势,同时要注意相应的监管。

8.1.6 对规范健康信息的隐私保护进行了探讨

健康信息的隐私保护是老年人健康信息行为关注的一个焦点问题,通过对比中外电子健康信息隐私的法律保护情况,指出提高健康信息服务的一个前提保障是健康信息隐私的有效保护,本文从法律角度对规范健康信息的隐私保护进行了探讨,提出了相应的对策。

8.2 研究的主要贡献

本研究的主要贡献包括:①调查研究老年人健康信息行为的特征;②利用"三角测量法"结合量化和质性研究,探索出一条分析用户信息行为模式的方法与过程;③在此基础上初步提出对老年人健康信息服务内容和主体的研究。

8.2.1 调查研究了老年人健康信息行为特征

虽然针对不同主体的信息行为研究已经有了一些研究成果,但是专门针对老年人健康信息行为的研究还没有发现。本论文在分析和借鉴前人已有的各种的信息行为理论及模型的基础上,提出了老年人健康信息行为专用模型,提出了健康信息需求产生信息行为,而信息资源、信息服务、环境以及老年人健康信息素养是影响健康信息行为的四个重要因素。为调查网络环境下老年人健康信息行为的特征和规律,本研究采用定量研究与定性研究相结合的方法收集调查数据。本研究调查广泛而深入,收集的数据翔实而准确,为后续的分析研究提供了数据保证。基于第一手调查数据对老年人健康信息行为进行了深入的分析研究。

8.2.2 探索了信息行为研究的新方法

目前信息行为研究已经形成了一些行之有效的研究方法,大致可分为定量研究和定性研究两大类。本研究在信息行为研究领域首次引入了"三角测量法"的概念,在结合定性和定量研究的基础上,利用调查问卷和深度访谈收集数据,提高研究数据的准确性和科学性,这也是国内信息行为研究首次明确提出使用"三角测量法"收集研究证据,开展实证研究。通过实践证明较之以往的信息行为研究更加复杂的综合型研究方法的可行性,可以说本研究为信息行为研究探索了一个新的研究方法和模式,为后续的研究提供了借鉴和参考。

8.2.3 提出了老年人健康信息服务的内容和主体的改进意见

在网络时代的大背景下,针对老年人的健康信息服务内容具有新的特点。而各个健康信息服务主体(政府部门、医疗机构、图书馆、商业机构、非营利组织和个人)在老年人健康信息服务中的角色和作用都各不相同。本研究通过采访、调查大量样本,探讨了老年人健康信息行为的特征以及对健康信息服务的评价,在此基础上再来重新认识现有的健康信息服务内容。一方面通过对信息行为的理论探讨,提出适合现有信息行为特点的健康信息服务;另一方面又通过实证研究,比较和借鉴各行为的成功做法,为健康信息服务主体提出建议。

8.3 进一步的工作

本研究建立了老年人健康信息行为特征模型,进行了老年人健康信息行为的实证研究,下一步研究工作的重点将放在老年人健康信息行为与健康信息服务的关系中,探索服务改善对于行为改变的促进作用。同时进一步加强老年人健康信息服务保障和评价体系的研究,使策略研究与实践有效结合,形成更为完整的操作体系。

尽管其实践意义十分明显,但是目前仍然欠缺足够的理论依据和应用基础,去说服各类健康信息服务主体转变现有的想法和工作模式,设计出真正适合老年人的健康信息服务。而本研究所提出来的模型,也需要更多的重复性研究,以及其他相关的研究工作,才能进一步的予以确认理论的可靠性和应用性。然而最重要的是,在政府、医疗机构、图书馆等服务主体真正树立"适合老年人健康信息行为特征"的健康信息服务理念和模式。

8.4 研究局限

本研究虽然对老年人的健康信息行为和健康信息服务做了有益的探讨,但必须看到研究尚存在以下不足。

首先,研究样本数据的局限。本研究数据来源于问卷调查和深度访谈,虽然数据量达到了统计学上的置信区间范围,但是相对于我国上亿的老年人群而言,还是很小的一个样本量,难免有以偏概全之嫌。而访谈对象来源在代表性和数量上存在局限,需要进一步扩大调查研究的范围,以提高普遍性。

其次,研究方法的局限。问卷调查和深度访谈是目前进行行为研究公认的方法,但是这些方法本身不可避免地存在局限。比如被调查者不一定100%地理解调查问题,也不能100%地保证答复完全准确。而访谈过程,因为受访者主观原因某些问题的回复,也可能不是完全按照实际情况和真实想法来回答。因此,结论进行推广时,还需要实践检验或者参考其他新的研究。

再次,研究时间的局限。一方面本研究的访谈调查持续了3年多,有可能造成调查数据采集时间不同而带来的误差。另一方面,健康信息行为研究应该持续跟踪,不断探索。本研究主要还是横断面研究,很多调查对象的行为变化无法记录,老年人的健康信息行为规律还不能通过长时间检验和验证。

综上所述,类似的研究还需要更多地努力,才能更为精确地理解老年人的健康信息行为。但是本研究的严谨性、系统性以及深入性,仍然揭示并解释了老年人的健康信息行为特征,只是进行研究推论时,也需要同样谨慎和小心。

最后,由于作者的学识水平有限,一些问题的研究有待于进一步深入、完善,文中不当之处在所难免,恳请各位前辈专家批评指正。

附录一　调查问卷

　　您好！恳请您参与我们有关老年人健康信息行为的问卷调查。本次调查纯属学术研究,旨在了解我国老年人的健康信息行为。您的答案是完全匿名的,我们保证您所提供的数据将只用于统计分析,请根据您的实际情况填写。

　　所有问题除特别注明外均为单选,请在相应的方框中打"×",感谢您的合作!

一、基本资料

您的性别:

○ 男　　　○ 女

您的年龄段:

○ 50～59 岁　　○ 60～69 岁　　○ 70～79 岁　　○ 80 岁及以上

您的学历:

○ 小学及以下　　○ 初中　　○ 高中及中专　　○大学

○ 研究生及以上

您的月收入:

○ 1 000 元以下　　○ 1 000～2 000 元　　○ 2 001～3 000 元

○ 3 001～5 000 元　　○ 5 000 元以上

您所在的省份:

○ 安徽　○ 北京　○ 重庆　○ 福建　　○ 甘肃　○ 广东　○ 广西

○ 贵州　○ 海南　○ 河北　○ 黑龙江　○ 河南　○ 香港　○ 湖北

○ 湖南　○ 江苏　○ 江西　○ 吉林　○ 辽宁　○ 澳门　○ 内蒙古

○ 宁夏　○ 青海　○ 山东　○ 上海　○ 山西　○ 陕西　○ 四川

○ 台湾　○ 天津　○ 新疆　○ 西藏　○ 云南　○ 浙江　○ 海外

二、信息行为

1. 您需要哪类健康信息？［多选题］

☐ 医院及医生　　　　　　　☐ 疾病及治疗

☐ 养生及健身　　　　　　　☐ 其他

2. 您获得健康信息的途径是［多选题］

☐ 广播电视　　　　　　　　☐ 电脑、手机网络

☐ 书报杂志　　　　　　　　☐ 医护人员

☐ 亲友　　　　　　　　　　☐ 其他

3. 您觉得健康信息获取最大的问题是［多选题］

☐ 不准确　　　　　　　　　☐ 找不到

☐ 费用高　　　　　　　　　☐ 花时间

4. 您亲自收集、获取健康信息吗？

○ 是　　　　　　　　　　　○ 否

5. 您最相信哪里获取的健康信息［多选题］

☐ 广播电视　　　　　　　　☐ 电脑、手机网络

☐ 书报杂志　　　　　　　　☐ 医护人员

☐ 亲友　　　　　　　　　　☐ 其他

6. 您觉得你有足够的能力获得健康信息吗？

○ 没有能力　　　　　　　　○ 有能力

○ 有一点能力　　　　　　　○ 很有能力

7. 您获取的全部健康信息满足你实际信息需求的比例为

○ 比较低　　　　　　　　　○ 一半

○ 基本满足　　　　　　　　○ 完全满足

8. 您平时获取健康信息的习惯如何？

○ 有了特定信息需求，才去查找相关信息

○ 平时会注意收集和保存健康信息

○ 定制商业化的健康信息服务

○ 不收集和保存健康信息

9. 您和其他人分享个人健康信息吗？

○ 完全分享   ○ 分享一部分

○ 不分享

10. 您希望哪类机构专门提供健康信息？［多选项］

□ 政府部门   □ 医疗机构

□ 商业公司

□ 公益机构或图书馆

11. 您愿意为健康信息服务付费吗？

○ 愿意付费   ○ 不愿意付费

12. 您亲自收集、获取健康信息吗？

○ 是   ○ 否

再次感谢您的配合！

附录二　调查问卷邀请信

尊敬的老年朋友：

您好！发这封信，是恳请您参与一个有关老年人健康信息行为的问卷调查。我是××大学的老师，本次调查纯属学术研究，旨在了解我国老年人的健康信息行为和健康信息服务情况。您的答案是完全匿名的，我们保证您所提供的数据将只用于统计分析，请您根据您的实际情况填写。

谢谢您的参与。祝你身体健康，家庭幸福！

××

××大学

上海市××路××号

200433

电话：×××××××

Email：×××××××

附录三　访谈提纲

尊敬的老年朋友：

您好！

谢谢您参与我有关"老年人健康信息行为与信息服务研究"的访谈。本次访谈调查纯属学术研究,旨在了解我国老年人的健康信息行为以及健康信息服务情况,更好地为老年人提供健康信息服务。您的答案是完全匿名的,我们保证您的回答及访谈内容将只用于学术研究。

本次访谈需要 20～30 分钟,如果您同意,我将对本次访谈进行录音,以保证准确记录你的谈话内容。

再次感谢您的参与。

访谈时间：

访谈对象编号：

个人信息

1. 性别：〔　〕男　　〔　〕女

2. 年龄：〔　〕20～29 岁　　〔　〕51～60 岁　　〔　〕61～70 岁
　　　　　〔　〕71～80 岁　　〔　〕>80 岁

3. 月收入：〔　〕<1 000 元　　　〔　〕1 000～2 000 元
　　　　　　〔　〕2 001～3 000 元　　〔　〕3 001～5 000 元
　　　　　　〔　〕>5 000 元

4. 文化程度：〔　〕研究生　　〔　〕本科　　〔　〕高中　　〔　〕初中
　　　　　　　〔　〕小学

健康信息获取与老年人健康的关系

1. 您认为健康信息获取的目的是什么,您投入的时间比重如何？

信息资源

2. 您选择使用信息资源的标准有哪些,并请排序(提示：信息的质量,容易获得、易用性、使用习惯），您常用的健康信息渠道有哪些？

3. 您是否愿意健康信息服务付费？如果不愿意,为什么？是否参加过商业公司的健康信息服务？

4. 您是否自己患有某些疾病？这是否更导致您更愿意付费获取健康信息？

健康信息知识

5. 您最需要了解的健康知识是什么？对于慢性疾病知识,您希望了解什么内容？

6. 您患有慢性疾病吗？如果有请说明。

健康信息共享

7. 您会和其他人共享健康信息吗？如果不愿意为什么？您会选择什么样的健康信息进行共享？

信息获取的障碍

8. 您能满足您的健康信息需求吗？不能满足的原因（信息获取障碍）是什么？有什么解决方案吗？

信息技术对老年人健康信息行为的影响

9. 现代信息技术对老年人健康信息行为产生了重大影响,您觉得是积极影响还是消极影响,为什么？

健康信息服务评价

10. 评价一下目前的健康信息服务。哪些机构应该成为健康信息服务提供者？您认为图书馆在健康信息服务中的角色是什么？

11. 您使用过商业化的健康信息服务吗？情况如何？您可以接受的健康信息服务费用是多少？

12. 您喜欢什么样的健康信息服务方式？对健康信息素养培训的看法是什么？